Tanja Aeckersberg

Reflexzonen

Eine schnelle Hilfe für sich und andere
Geschichte, Diagnose und Therapie

Mit Heiltechniken
am Lebensplan und
feinstofflichen Körper

FITMIT-Verlag

Impressum

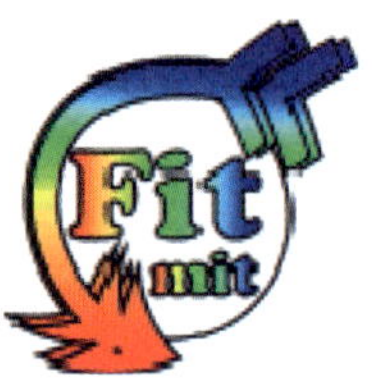

FITMIT-Verlag I. Aeckersberg
Kurt-Schumacher-Ring 13
65550 Limburg
Deutschland

Telefon: 06431 408888
Telefax: 06431 408889

E-Mail: verlag@fitmit.de
Internet: www.fitmit.de

Autorin: Tanja Aeckersberg

Die in diesem Buch veröffentlichten Inhalte sind von der Autorin und vom Verlag sorgfältig in Theorie und Praxis geprüft worden. Dennoch ist eine Haftung der Autorin oder des Verlags für Personen-, Sach- und Vermögensschäden ausgeschlossen. Die Anwendung der hier beschriebenen Methoden erfolgt auf eigene Verantwortung und ersetzt nicht den Besuch beim Arzt oder Heilpraktiker.

10. Auflage 2024

Vorwort

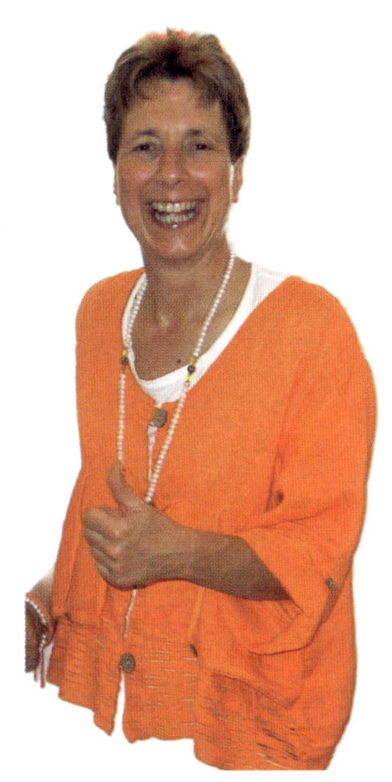

Mit meinem Buch möchte ich das Grundwissen über die **»Reflexzonentherapie«** auf leicht verständliche Weise vermitteln. Daher ist es für Einsteiger, Interessierte sowie Fortgeschrittene bestens geeignet und natürlich für all diejenigen, die sich für alternative Heilweisen interessieren.

In der Reflexzonenbehandlung sehe ich eine Ordnungstherapie, die den Körper harmonisiert und wieder ins Gleichgewicht bringt. Das hier vermittelte Wissen über die Anatomie und Physiologie des Körpers, die Diagnose und die Behandlung bestimmter Körperzonen kann zu einer schnellen Selbsthilfe für den Leser werden. Mein Buch soll daher als Gesundheitshilfe verstanden werden! Durch die praktischen Anleitungen und Übungen zur Stärkung der Selbstheilungskräfte, kann eine schnelle Verbesserung und Heilung von Symptomen erreicht werden. Die von mir entwickelten Übersichtskarten der Hand-, Ohr- und Fußreflexzonen, sowie die Darstellung der Rücken-, Irisdiagnose- und Zahn-Bezugszonen sind hierbei eine große Hilfe. In diesem Buch finden Sie auch noch Abbildungen der Gesichtszonen, Darmzonen, Meridiantabellen, Organuhren und vieles mehr.

Viel Erfolg bei der Lektüre und der Umsetzung in die Praxis wünscht Ihnen

Tanja Aeckersberg

Geschichte der Reflexzonentherapie

Die Behandlung der Hautoberfläche mit den Händen, um bestimmte körperliche Beschwerden zu heilen, wird schon seit Jahrtausenden von Kulturvölkern des Ostens und des Westens praktiziert.

Die ältesten Überlieferungen der Akupressur (Behandlung von Krankheiten durch Druckmassage) stammen von den **Chinesen** und **Ägyptern** (etwa 3500 v. Chr.). Es gibt Schriften, in denen Hand- und Fußbehandlungen beschrieben und bildlich dargestellt sind.

Auch Naturvölker in **Indien** und **Amerika** überlieferten solches Wissen in der Zeit von 2000 bis 1000 v. Chr. Ebenso wurden bei den Römern schon Hand- und Fußbehandlungen praktiziert.

Die **Maya** (300 v. Chr. bis 900 n. Chr.) hinterließen Steintafeln von Hand- und Fußreflexzonen, auf denen man in präzisester Form ein komplexes Therapiesystem ablesen konnte. Diese Informationen bildeten später zu einem großen Teil die Basis der heutigen Reflexzonentherapie. Die Fußtafel war besser erhalten und somit ist die Fußreflexzonentherapie mehr erforscht worden.

Wo die Mayas das Wissen herhaben, ist noch umstritten. Sie sagen, sie haben es von ihren Göttern erhalten, und zwar von den Göttern, die aus dem Weltraum kamen und sie vor tausenden Jahren unterrichtet haben. Aus meiner Sicht stimmt das auch. Es gibt mittlerweile unzählige Beweise, dass die Erde von Außerirdischen besucht wurde und wir zum Teil Nachfahren und Schöpfungen von außerirdischen Rassen sind.

Die ersten Ansätze dieser Methode erreichten Europa im 16. Jahrhundert. Dr. Ball aus Leipzig schrieb den ersten bekannten Bericht über die Reflexzonentherapie, die er im Gegensatz zu anderen Methoden als eine ganzheitliche Heilungsform betrachtete. Ab dem 19. Jahrhundert gab es dann konkrete Berichte erster Forschungen über die Reflexzonenbehandlung, in denen die Zusammenhänge von Organbeschwerden und Hautveränderungen oder Schmerzen bestätigt wurden. Die Brüder Huneke lieferten die Grundlage der Störfeldtherapie. Sie entdeckten, dass beim Betäuben von Schmerzstellen, wie Zahnwurzeln, Kopf- **oder** Körperschmerzen, auch an ganz anderen Stellen des Körpers die Schmerzen kurzzeitig verschwanden. Der Russe Dr. Pawlow (Nobelpreis 1904) und der Franzose Dr. Babinzky trugen ebenfalls zur Entwicklung der Reflexologie bei. Dr. Head (GB) entdeckte konkrete Zusammenhänge zwischen bestimmten Hautstellen und inneren Organen.

Dr. Mackenzy (GB) fand heraus, dass Muskeln und Organe einander zugeordnet sind.

Dr. Fitzgerald (20. Jahrhundert) entwickelte die Zonentherapie, die den Körper in zehn senkrechte Zonen einteilte. Er half, die Steintafeln der Maya zu entschlüsseln, und veröffentlichte sein erstes Buch über die Fußreflexzonentherapie.

Elisabeth Dicke (1929) baute auf dem Wissen der Reflexzonengrundlagen die Bindegewebsmassage auf.

Eunice Ingham (USA) und **Hanne Marquardt** (BRD) entwickelten Dr. Fitzgeralds Methode weiter und trugen vor allem zur Verbreitung der Fußreflexzonentherapie bei. Hanne Marquard veröffentlichte 1974 ihr Buch »Reflexzonenbehandlung am Fuß«.

Von 1970 an entstanden dann zahlreiche Publikationen in den USA und Europa, und die Reflexzonentherapie wurde als Behandlungsmethode anerkannt.

Es entwickelten sich zahlreiche Formen der Reflexzonenbehandlung, wie zum Beispiel die Neuraltherapie. Es wurden Versuche unternommen, die Reflexzonen unter anderem mit Wärme, Kälte und Strom zu beeinflussen, was zu guten Erfolgen führte.

Ich selbst bevorzugte das Auflegen von Edelsteinen auf die entsprechenden Zonen und machte hiermit beste Erfahrungen.

Die Behandlung der Zonen durch die Berührung mit der Hand erwies sich jedoch als die am besten wirksame.

Und warum?

Nun – die behandelnden Hände gehören einem anderen Menschen, der mit seinem Wesen, seiner Ausstrahlung und Erfahrung am Gesundheitszustand des zu Behandelnden beteiligt ist. Ein Therapeut überträgt auch seine wohlwollende Energie und wirkt sozusagen am Heilverlauf während der Sitzung aktiv mit.

Die Hände sind mehr als ein mechanisches Instrument. Sie sind Tastsinneswerkzeuge. Jemanden mit den Händen zu therapieren, bedarf großen Feingefühls und einer hohen Verantwortung gegenüber dem zu Behandelnden. Bei jeder Handbehandlung sollten daher die Grundlagen des Handauflegens wie bei der Geistheilung beachtet werden, obwohl die Massage einer Mechanik gleicht. Man kann als Therapeut durch seinen persönlichen Zustand und seine Absichten im Sinne des Klienten die heilsame Wirkung der Reflexzonenbehandlung stark beschleunigen oder auch das Gegenteil damit erreichen. Hierbei spielt es keine Rolle, ob die entsprechende Reflexzonentechnik korrekt ausgeführt wird oder nicht.

Die allgemeine schulmedizinische Anerkennung der Reflexzonentherapie als vollwertige Behandlungsmethode ist leider noch nicht ausgesprochen, da unsere wissenschaftlichen Untersuchungen auf linearem Denken basieren. Die allumfassenden ganzheitlichen Zusammenhänge von Körper, Seele und Geist in der Therapie lassen sich nicht durch Messgeräte, die ohne Intelligenz sind, nachprüfen. Den Gesundheitszustand eines Menschen beeinflussen auch seine Umwelt, sein Umfeld, seine Lebensweise, Gewohnheiten, sein Denken, die Ernährung und vieles mehr, was immer mit bedacht werden sollte. Allerdings sprechen der Erfolg der Reflexzonentherapie und die jahrtausendealten Überlieferungen über deren Heilwirksamkeit für sich. Dazu passt auch der bekannte Spruch:

Wer heilt, hat Recht!

Heilpraktikergesetz

Das deutsche Gesetz über die »berufsmäßige Ausübung der Heilkunde ohne Bestallung« von 1939 regelt die Ausübung der Heilkunde. Die Reflexzonentherapie als Heilmethode zählt dazu.

1. Wer die Heilkunde, ohne als Arzt bestallt zu sein, ausüben will, bedarf dazu der Erlaubnis.
2. Ausübung der Heilkunde im Sinne des Gesetzes ist jede berufs- oder gewerbsmäßig vorgenommene Tätigkeit zur Feststellung, Heilung oder Linderung von Krankheiten, Leiden oder Körperschäden bei Menschen, auch wenn sie in den Diensten von anderen ausgeübt wird.
3. Berufsmäßig handelt, wer die Absicht hat, die heilkundliche Tätigkeit in gleicher Weise zu wiederholen und sie dadurch zu einer dauernden oder doch wiederkehrenden Beschäftigung zu machen. Dabei ist es unerheblich, ob die Tätigkeit entgeltlich oder unentgeltlich, bei einem begrenzten Personenkreis (zum Beispiel Freundeskreis) oder öffentlich durchgeführt wird.
4. Gewerbsmäßig handelt, wer die Heilkunde gegen Entgelt ausübt, dazu zählt auch, wenn man für seine Tätigkeit Naturalien erhält.
5. Erste-Hilfe-Maßnahmen, zu denen grundsätzlich jeder verpflichtet ist, fallen nicht unter dieses Gesetz.

Die Reflexzonentherapie darf in Deutschland **beruflich** nur von Ärzten oder Heilpraktikern ausgeübt werden. Privat, im Familien- und Freundeskreis, dürfen Sie jederzeit die Reflexzonentherapie anwenden.

Bei einem Anfänger werden sich seine Fähigkeiten von einer Fußlockerung zur Entspannungsmassage bis hin zu einer richtigen Reflexzonentherapie allmählich steigern. Sie sollten, wenn Sie Ihre Fähigkeiten anbieten, nicht sagen, dass Sie heilen oder eine Heilmethode anwenden. Heilversprechen darf selbst der ausgebildete Mediziner nicht geben, und das sollten auch Sie nicht tun. Machen Sie liebevoll Ihre Arbeit, und wenn es Ihrem Klienten besser geht – dann freuen Sie sich mit ihm. Es gibt mittlerweile viele Schulen die Reflexzonentherapie lehren, doch eine allgemeine staatliche Anerkennung durch eine Prüfung gibt es nicht. Bei alternativen Heilmethoden ist das offizielle Forschungsinteresse gering. Es gibt auch keine Messtechnik, die diese reflektorischen Regelmechanismen im Körper nachweisen kann, **obwohl** Heilerfolge durch die Anwendung eintreten.

Der Mensch mit seinen Sinnen und Gefühlen wird immer das beste und sicherste, von der Technik unerreichte Messinstrument bleiben. Meridiantherapie zum Beispiel praktizierten die Menschen schon vor Christi Geburt. Jetzt erst konnten Wissenschaftler im Forschungszentrum in Freiburg Meridiane nachweisen und sogar bildhaft darstellen. Vor 30 Jahren – während meiner Ausbildungszeit – wurden in der Schulmedizin diese beiden Methoden, die Reflexzonen- und Meridiantherapie, noch belächelt. Und heute hat jeder Respekt vor diesem uralten Wissen, und Ärzte erlernen es und wenden es mit Überzeugung an.

Wenn Ihre eigenen Erfolge sich einstellen und immer mehr Menschen zu Ihnen kommen, dann sollten Sie zu Ihrer Arbeit stehen und eine Praxis aufmachen. Hierzu müssen Sie allerdings die Heilpraktikerprüfung ablegen. Wenn Sie im Bereich der Reflexzonentherapie bleiben, brauchen Sie das ganze Naturheilkundespektrum nicht zu erlernen, sondern nur die vom Gesetzgeber vorgeschriebenen Bereiche.

Im Gesundheitsbereich muss man eigentlich ständig lernen und sich fortbilden. Pause und Stillstand gibt es nicht in der Heilkunde, da Ihr Wissen und Können ständig wachsen. Dies sollte Ihnen immer klar sein! Man entwickelt sich mit jedem »Fall«, den man behandelt, weiter.

Ich selbst wende die Reflexzonentherapie in dieser Weise heute nicht mehr an, obwohl ich damit immer sehr gute Heilerfolge erzielt habe. Jetzt als Geistheilerin behandele ich die Füße mit den Reflexzonen auf der Geistebene des Menschen. In einem Bruchteil der früheren Behandlungszeit gelingt es mir, die Blockaden auf allen Ebenen des Seins des Menschen aufzulösen, was zu einer sehr großen Heileffizienz führt. Aber dies soll Sie jetzt nur anspornen, denn man fängt in der ersten Schulklasse mit dem Lesen und Schreiben an. Man kann zwar Klassen überspringen, wenn man viel weiß und schnell lernt, aber man benötigt jeden Buchstaben des Alphabets, man kann keinen weglassen. Sie haben Gold in Ihren Händen, fangen Sie mit »Handarbeit« an, und Sie werden immer mehr davon an die Oberfläche fördern.

Sie haben dieses Buch nicht ohne Grund in die Hände bekommen. Nichts im Universum geschieht zufällig. Irgendeine Energiemenge in diesem Buch, Ihr Wissensdurst, gepaart mit dem Wunsch nach neuen Wegen, nach Sinn und Inhalt, hat Sie beide zusammengeführt.

Übrigens, wenn Sie beschließen, in den Bereich der Geistheilung zu gehen, um sich dort weiterzubilden, dann ist **»Handauflegen«** erlaubt. Die Geistheilung ist seit 2004 vom Bundesgerichtshof in Schleswig-Holstein als dritte Heilmethode neben der Schulmedizin und dem Heilpraktikerwesen beruflich anerkannt worden. Sie darf ausüben, wer ein Gewerbe als Geistheiler angemeldet hat.

Natürlich darf ein Geistheiler auch an den Füßen die Hände auflegen. Somit können Sie eine Praxis als Geistheiler anmelden und die Reflexzonenbehandlung durchführen. Aus meiner Sicht ist die Reflexzonentherapie sowieso eine Geistheilungstechnik. Selbst jetzt, bei der 10. Auflage im Jahr 2024, sind immer noch keine wirklichen physischen Reflexbahnen gefunden worden, die diese phänomenalen Heilungen bei der Reflexzonentherapie erklären könnten. Auch jetzt sieht die Schulmedizin einfach darüber hinweg und die Krankenkassen zahlen die Anwendungen ohne jegliche Grundlage, außer dieser: **»Wer heilt hat Recht«.**

Weil es funktioniert, wird es angewendet. Irgendwann wird man natürlich die energetischen Bahnen und holographischen Zusammenhänge, die bei der Reflexzonentherapie wirken, messen können und erforscht haben. Bis dahin gibt es Erklärungsmodelle, die ich hier im Buch vorstelle.

Die Reflexzonentherapie darf ohne ärztliche Verordnung nicht heilend wirken. Das Wort Therapie umfasst, dass man sich um das Wohlbefinden kümmert, und das kann die Reflexzonentherapie mit einbeschließen, also kann man sie als „Wellness-Therapie" anwenden.

Anwendungsbereiche der Reflexzonenmassage

Im Prinzip kann man jede Krankheit mit der Reflexzonentherapie erfolgreich behandeln. Bevor es die Schulmedizin gab, wurden in vielen Ländern die Krankheiten ausschließlich mit manuellen Therapien erfolgreich kuriert. Dies hing allerdings von der Ausbildung, Erfahrung und den Fähigkeiten des jeweiligen Therapeuten ab und selbstverständlich von der Lebensweise und dem Zustand des Patienten.

Für die Reflexzonentherapie gibt es keine einheitliche Definition, was diese genau ist und bewirkt. Die Erfahrungen, die der Therapeut bei jeder Behandlung macht, sind eigentlich seine Schulung.

Eine allgemeingültige Auflistung von Fallbeispielen, in denen die Reflexzonentherapie nicht angewendet werden darf, gibt es nicht. Ein Einsteiger sollte im Zweifelsfall und generell bei Schwerkranken besser einen erfahrenen Therapeuten hinzuziehen, um sicher zu sein. Im Allgemeinen spricht man von den Selbstheilungskräften. Auch wenn die therapeutischen Anwendungen an vorderster Stelle stehen, haben die Reflexzonenbehandlungen auch einen Platz in Wellnessbehandlungen. Sie dienen als Hausapotheke für Alltagsbeschwerden und nicht zuletzt können wir sie im feinstofflichen Bereich nutzen. Es geht um die Regulierung und Harmonisierung von gestörten Zuständen, die wir beispielsweise bei Verdauungsbeschwerden, Kopfschmerzen oder Durchblutungsstörungen vorfinden. Durch Harmonisierung der körpereigenen Selbstheilungskräfte können somit alle Beschwerden sofort gelindert werden.

Nach meiner langjährigen Erfahrung kann die Reflexzonentherapie bei allen Arten von Beschwerden erfolgreich eingesetzt werden:

- als Gesundheitsvorsorge
- zur Regeneration allgemein
- zur Linderung und Heilung bei akuten und chronischen Krankheiten
- als Vitalisierung
- zur Schmerzlinderung
- als Immunsystemstärkung
- bei Erschöpfung und chronischer Müdigkeit
- Arthrose
- Arthritis
- Knochenabbau
- Ablagerungen im Blutsystem
- Organfunktionsstörungen
- Organschwäche
- Darmbeschwerden
- Stoffwechselstörungen
- Ängsten
- Depressionen
- bei Kindern mit Verhaltensstörungen, Lern- und Konzentrationsproblemen
- grippalen Infekten
- Atemwegserkrankungen
- zur Entspannung
- Wechseljahrbeschwerden
- bei Psychosomatischen Beschwerden
- bei Psychologischen Krankheiten
- ADHS, Lernstörungen
- Impfschäden
- und, und, und ...

Die Reflexzonentherapie sollte nicht oder nur vorsichtig angewendet werden:

- wenn 1. Hilfe Maßnahmen Vorrang haben
- bei akuten Symptomen durch frische Verletzungen, die ärztlicher Hilfe bedürfen
- bei ernsten Krankheiten nur als unterstützende Maßnahme
- in der Schwangerschaft mit Vorsicht, also in abgemilderter Form (wenig Druckstärke); gerade dann ist sie eine großartige Unterstützung
- bei Hautkrankheiten und Pilzbefall an den von der Reflexzonentherapie betroffenen Körperstellen
- im Falle meldepflichtiger Infektionskrankheiten nach Absprache mit dem behandelnden Arzt
- bei ernsten Kreislaufstörungen nur als Unterstützung anwenden
- auf oder in der Nähe von Thrombosen oder Krampfadern
- bei allen Krankheiten, die eine Massage verbieten, wie zum Beispiel direkt nach einer Operation in der Nähe der Schnittstelle, im Bereich der Wundheilung, bei Thrombosegefahr und so weiter ...

***Wichtig ist,
das Richtige
zur richtigen Zeit
und im richtigen
Moment zu tun.***

Wie kann man sich die Reflexzonen erklären?

Was sind Reflexe?

Sie haben sicher schon einmal gesehen, wie der Arzt mit einem kleinen Hammer beim sitzenden Patienten unter die Kniescheibe klopft. Sie können das auch vorsichtig selbst bei sich ausprobieren. Nun, was passiert? Ihr Bein streckt sich, der Fuß schnellt einfach nach vorne, auch wenn Sie dies gar nicht wollten. Die Reizung der Kniescheibensehne hat einen Reflex ausgelöst, den Sie nicht willentlich beeinflussen können. Der Reiz wird nicht bis zum Gehirn geleitet, sondern vorher im Rückenmark bearbeitet und mit der Reaktion des Vorschnellens beantwortet.

Reflexe sind also Antworten auf Reize.

Es gibt viele Arten von Reflexen und deren Auswirkungen. Ist Ihnen schon einmal beim Geruch oder Anblick einer schönen Speise das Wasser im Mund zusammengelaufen? Bestimmt! Auch dies ist ein Reflex. Sie kennen auch den Schluckreflex, wenn eine Speise hinuntergeschluckt wird. Oder den Lidreflex, wenn etwas in Ihr Auge hineinfliegt.

Reflexe, beziehungsweise Reaktionsabläufe, kann man auch trainieren. Dies machen zum Beispiel die Karatekämpfer.

Wie reagieren Sie, wenn eine Mücke auf Ihnen landet, und warum reagieren Sie so?

Beobachten Sie sich und Ihre Reflexe, Reaktionen, Verhaltensmuster und Gewohnheiten und stellen Sie sich selbst die Frage: »Warum mache ich das so?« Viele Reaktionen sind antrainiert und können heute für Sie nicht mehr nötig oder sogar falsch sein. Diese sollte man sich dann auch wieder abgewöhnen.

Was ist eine Reflexzone?

Die »Reflex-Zone« ist ein bestimmtes Körperareal, das über Reflexbögen (Bahnen) mit bestimmten weit entfernt liegenden, so genannten Erfolgsorganen verbunden ist oder in Beziehung dazu steht. Dabei spielt vor allem das Nervensystem eine große Rolle. Die Reflexzonen können in der Haut, Schleimhaut, Knochenhaut, aber auch in der Muskulatur, in Sehnen und Bändern lokalisiert sein. Verschiedene Arten von Reflexzonen gibt es am ganzen Körper mit unterschiedlichen Verläufen und Auswirkungen. Noch sind nicht alle erforscht und bewiesen. Der menschliche Körper wird immer noch entdeckt, und das wird wohl auch nie enden!

***Kein Gerät und keine Maschine,
sondern die menschliche Hand allein
ist in der Lage, die in der Körperdecke vorhandenen Anomalien wahrzunehmen,
Grad und Umfang derselben zu erfassen und die Behandlung dem jeweiligen Stand der Dinge anpassend zu regulieren.***

Dr. med. Joachim v. Puttkamer

Hautreflexzonen der Nervenbahnen

Als Beispiel echte Nervenverbindungen vom Gehirn über die Wirbelsäule zu Hautbereichen. Die sogenannten Dermatome. Wie gesagt, die Verbindungen der Reflexzonentherapie, sind noch nicht entdeckt worden.

Ein Dermatom ist der Hautbereich, der von den sensiblen Nervenfasern einer Rückenmarksnervenwurzel autonom versorgt wird. Durch Kenntnis der Dermatome können bei Sensibilitätsstörungen der entsprechenden Hautbereiche, die Ausfälle von den entsprechenden Nerven genau zugeordnet werden. Dermatome überschneiden sich allerdings. Sie besitzen ein Maximalgebiet, in dem sich benachbarte Dermatome überlagern und ein Autonomgebiet, in dem nur ein Nerv für die Innervation (Nervenversorgung) verantwortlich ist. Die Dermatome sind also nicht wirklich, wie in den Abbildungen dargestellt, durch klare Linien voneinander getrennt. Dermatome wurden erstmals von Henry Head (geb. 1861 in London) akkurat beschrieben.

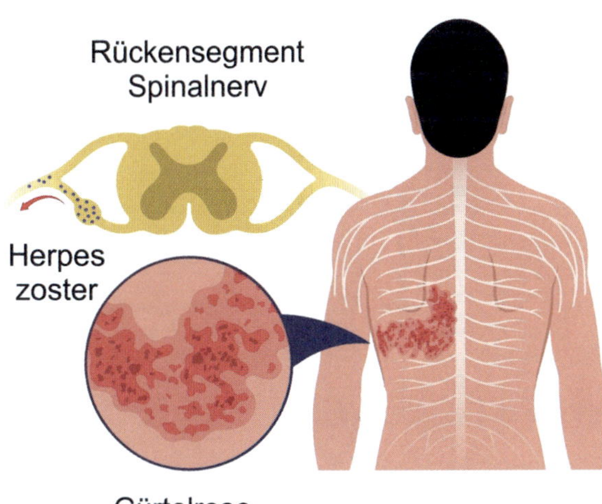

Er verglich „Herpes zoster" (Gürtelrose = befällt das Nervensystem) Hautveränderungen und erstellte darauf basierend die noch heute verwendeten Dermatomkarten.

Dermatome

V = 5. Hirnnerv =Trigeminus

V1 = 1. Ast N. ophthalmicus
V2 = 2. Ast N. maxillaris
V3 = 3. Ast N. mandibularis

C = Cervix = Hals
T (Th) = Thorax = Brustkorb
L = Lumbo = Lende
S = Sacrum = Kreuzbein

Die Körperzonen von Dr. Fitzgerald

Dr. Fitzgerald teilte den ganzen Körper in zehn Längsmeridiane beziehungsweise Zonenbereiche auf, ähnlich den chinesischen Meridianen. Diese zehn Längsmeridiane verlaufen von Kopf bis Fuß, allerdings absolut symmetrisch, und teilen den Körper in Quer- und Längszonen auf. Es gibt jeweils fünf Längsmeridiane in der rechten Körperseite und fünf in der linken Seite. Immer in Arm und Bein bis zu den Finger- und Zehenspitzen. So entstanden zehn Körperlängszonen. Parallel dazu teilte Fitzgerald die einzelnen Körperabschnitte noch in Querzonen auf. Zum Beispiel in Vorfuß, Mittelfuß und Endfuß, in Kopf, Brustkorb und Unterleib und so weiter. Diese Quer- und Längszonen spiegeln sich ineinander wider. Das heißt, die Kopfzone entspricht dem Endfuß, der Brustkorb dem Mittelfuß und der Unterleib dem Vorfuß. Die Organe im Kopfbereich findet man bei den Füßen an den Zehen. Die Organe im Brustbereich im Mittelfuß und den Unterleib an der Ferse als Reflexzone wieder. Meine Interpretation und eine vereinfachte Darstellung der Quer- und Längszonenaufteilung sehen Sie auf den nächsten Seiten.

Man kann es sich so vorstellen, dass ein Energiestrom den Körper von oben nach unten durchströmt und alles was auf dieser Energiebahn liegt durch diesen unsichtbaren Energiestrom verbunden ist.

So gibt es nicht nur 3 oder 10 Energiezonen durch den Körper, sondern hunderte bis unendlich viele.

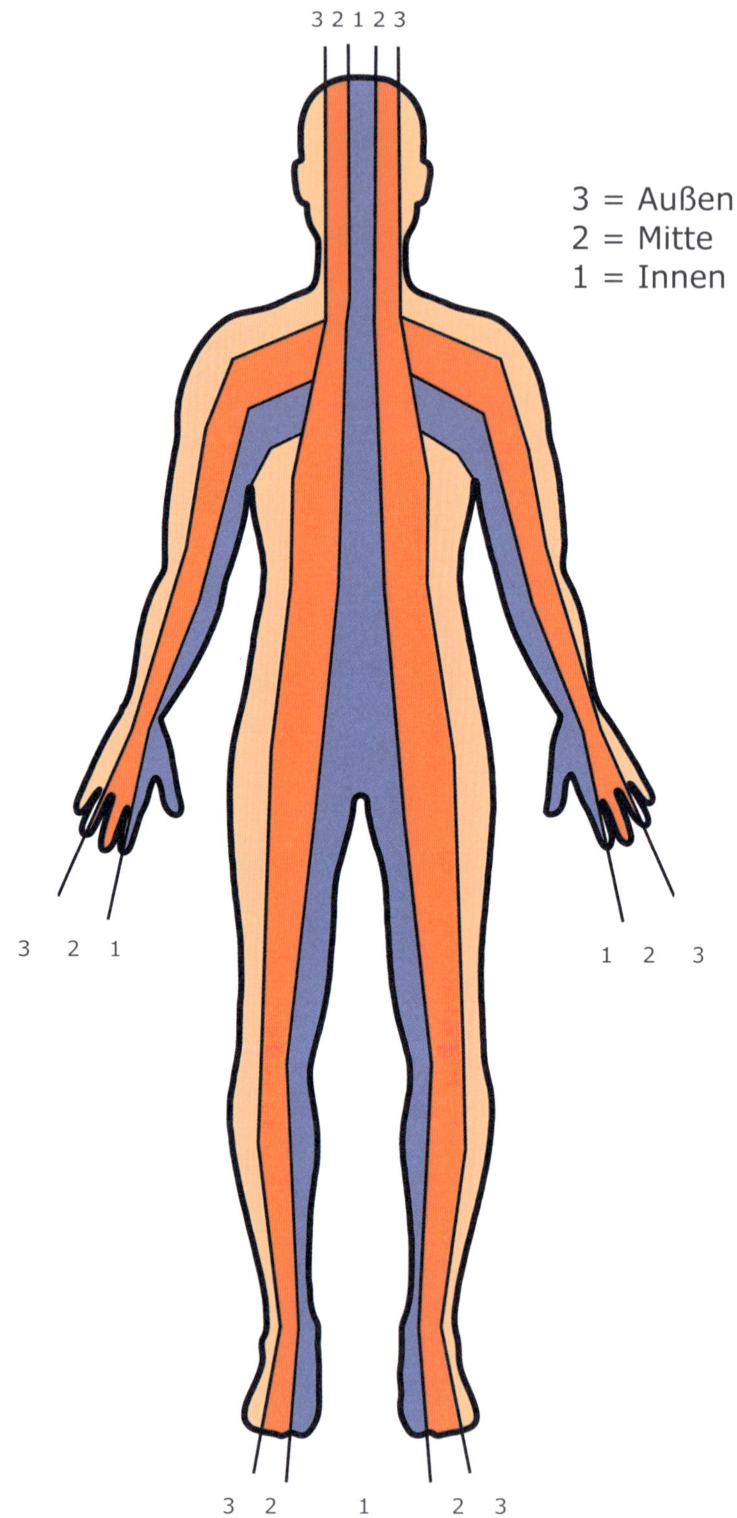
3 2 1 2 3
3 = Außen
2 = Mitte
1 = Innen
3 2 1
1 2 3
3 2 1 2 3

Wird dieser Energiestrom auf seinem Weg durch den Körper durch zum Beispiel ein krankes Organ energetisch geschwächt so kann man dies am Fuß, also dort wo die Energie durch den Körper in den Boden austritt, durch eine entsprechende Veränderung feststellen.

Zum Beispiel durch einen Gallenstein:

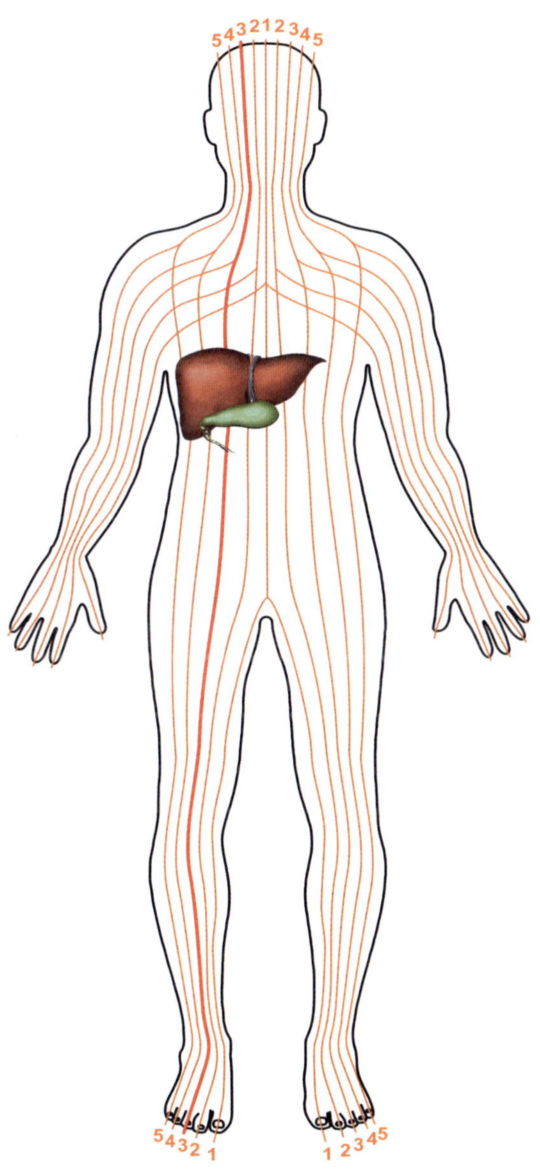

Irgendwann wird man diese unsichtbaren Ströme genauer erforscht haben.

Zum Beispiel die Schwerkraft, die den Menschen am Boden festhält. Diese starke Kraft ist noch weitgehend unerforscht aber hält uns am Boden fest. Wir fliegen nicht auf der Erde hoch wie auf dem Mond oder schweben wie die Astronauten im Weltraum, sondern bleiben auf der Erde „kleben". Diese Gravitationskraft die uns durchzieht hat natürlich eine Wirkung genauso wie das Erdmagnetfeld. Die Tauben finden damit immer ihr Ziel, weil sie wie wir kleine Kristalle im Kopf haben.

Viele Energien fließen durch den Körper und der Mensch merkt nichts davon. Nehmen wir nur einmal die Radiofrequenzen. Von dem immer schädlicheren werdenden Mobilfunk und WLAN-Netzen möchte ich hier allerdings nicht sprechen, obwohl sie auch die Reflexzonen schädlich beeinflussen.

Es gibt auch noch viel mehr kosmische und irdische Strahlen, von denen wir nichts wissen. In Indien waren vor einigen tausend Jahren noch 60 Strahlenarten bekannt. Heute kennt diese niemand mehr. Der Körper ist mehr als Materie. Er ist Schwingung und Energie und mit allem verbunden!

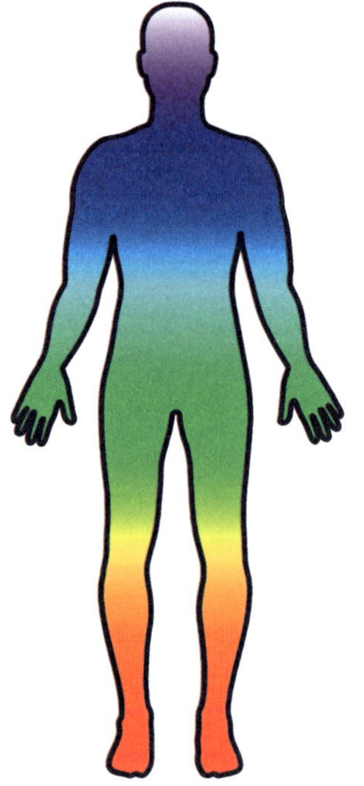

Auch die Sonne, die uns Licht- und Wärme - Energie gibt, gleichzeitig aber auch wieder Energie entzieht sollte man immer bei einer Behandlung berücksichtigen.

Querzonenaufteilung

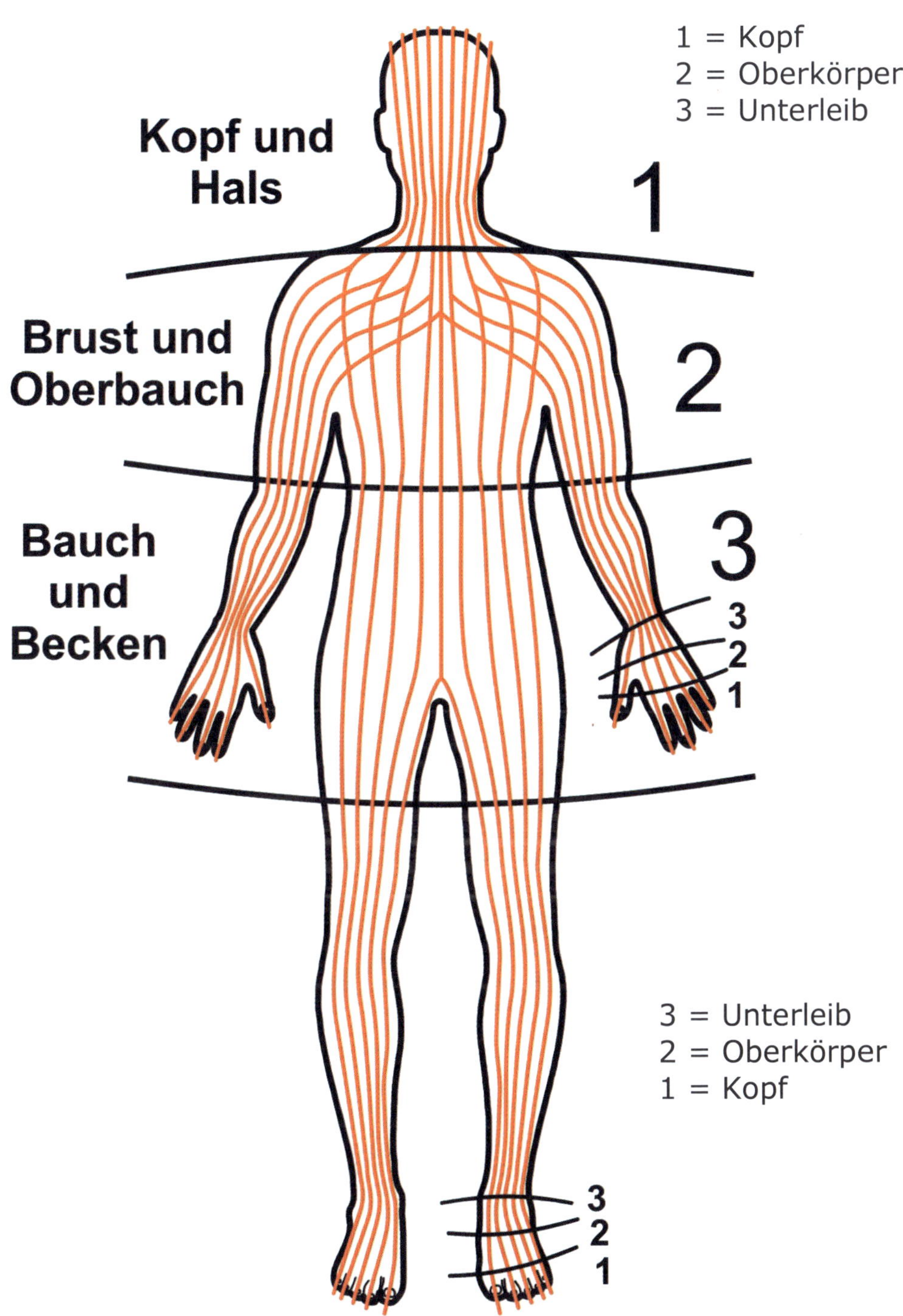

Quer- und Längszonenmodell

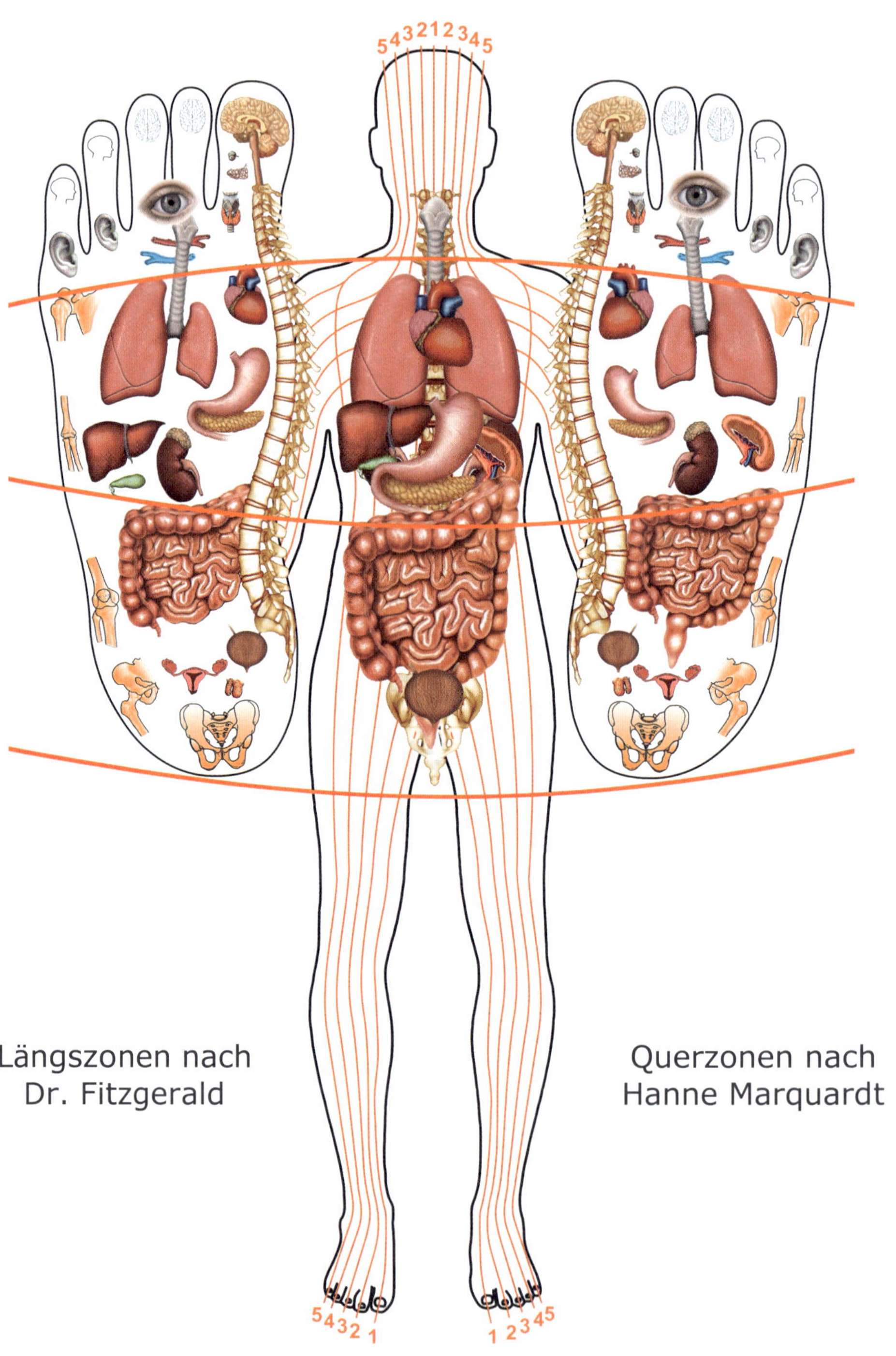

Längszonen nach
Dr. Fitzgerald

Querzonen nach
Hanne Marquardt

Dis ist das Spiegelungsschema der Organe. Alles spiegelt sich im kleinsten wider. Was mehr rechts liegt ist auch mehr am rechten Fuß und umgekehrt. Übrigens ist dies keine perfekt anatomische Darstellung der Organlage im Bauchraum, dazu benötigen Sie ein Anatomiebuch.

Die Körperzoneneinteilung von Dr. Fitzgerald folgt der holistischen Sichtweise:

Jeder ist Teil eines größeren Systems und besteht aus vielen kleinen Teilchen, die auch wieder ein größerer Teil von etwas noch Kleinerem sind. Zerbricht man einen Spiegel, so sieht man in den Splittern und Bruchstücken doch wieder alles. Teilt man etwas, so ist jedes Teil für sich ein Abbild des vollständigen Ganzen.

Ein Beispiel dafür ist unser Körper: Jede Zelle enthält die Informationen des ganzen Körpers. Jeder Mensch entsteht aus einer einzigen Zelle. Unsere Wissenschaft kann heute aus einer Körperzelle einen ganzen Organismus klonen. Alles ist mit allem verbunden. Kein Teil funktioniert ohne den anderen Teil. Der kleinste Teil eines Systems spiegelt das große System in seiner Vollständigkeit wider.

So kann man sich erklären, wie man zum Beispiel durch die Berührung am Fuß auf den ganzen Körper Einfluss nehmen kann. Der Fuß ist über Nerven- und Energiebahnen mit dem restlichen Körper verbunden. Verändert sich etwas am Fuß, reagiert und verändert sich auch etwas im restlichen Körper. Wenn man auf einem Bein steht, spannen sich nicht nur die Muskeln in diesem Bein an, sondern die Muskeln des ganzen Körpers, und auch die Organe und andere Regulationssysteme müssen mitarbeiten, um den Körper aufrecht zu halten. Viele körpereigene Regulationsmechanismen verlaufen über Nervenzentren im Rückenmark und werden im Allgemeinen vom Tagesbewusstsein nicht bemerkt. So übt man auch keinen Einfluss darauf aus.

Bei den Längsmeridianen von Dr. Fitzgerald ist es genauso. Auf dem inneren Längsmeridian liegen zum Beispiel Nase, Hypophyse und Kehlkopf in der Kopfquerzone. Ebenso findet man die Reflexzonen von Nase, Hypophyse und Kehlkopf in der Endquerzone des Fußes auf der Innenseite, das heißt im großen Zeh oder bei der Hand im Daumen.

Wenn man beide Füße oder Hände zusammenlegt, hat man den ganzen Menschen erfasst. Die Innenseite des Körpers ist an beiden Innenseiten der Füße oder der Hände zu finden. Auch die Anordnung der Organe ist an den Füßen und Händen wiederzufinden. Die seitlich liegenden Zonen findet man auf der entsprechenden Körperseite wieder.

Das Reflexzonenschema ist aber nicht nur an den Füßen und Händen zu finden, sondern am ganzen Körper. Jedes Körperteil ist sozusagen eine Reflexzone, die ganz bestimmten Körperzonen zugeordnet ist.

Durch Erfahrungswerte ist erwiesen, dass die an Füßen und Händen ausgeführte Reflexzonenbehandlung die erfolgreichste Behandlungsform überhaupt ist. Dies schreiben wir den hochsensiblen Nervenbahnen zu, die in den Körperenden angelegt sind.

Die nächsten Abbildungen zeigen die drei Hauptlängszonen und drei Querzonen an Fuß und Hand.

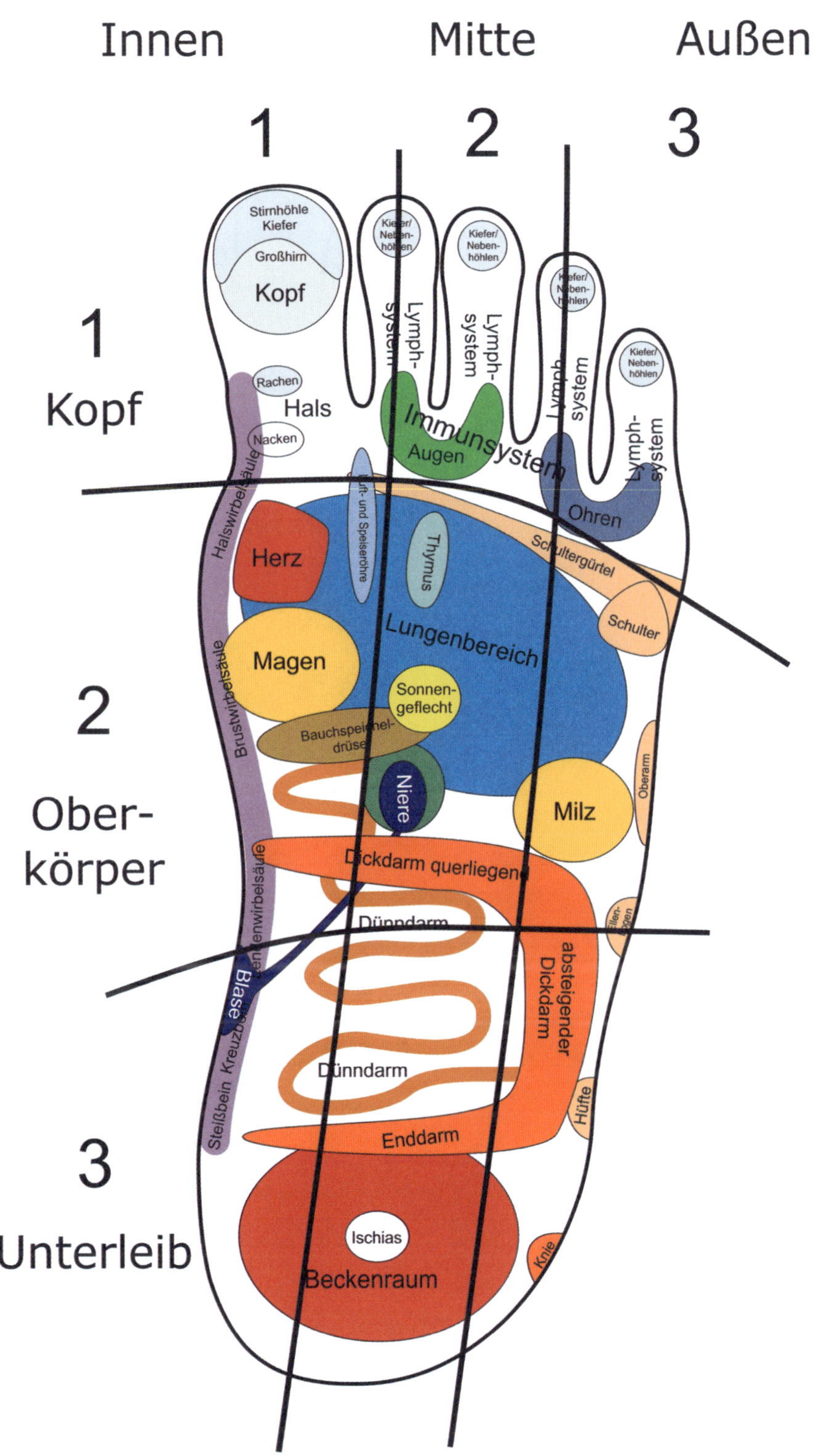

Innen
Mitte
Außen
1
2
3
1
Kopf
2
Ober-
körper
3
Unterleib
Stirnhöhle
Kiefer
Großhirn
Kopf
Kiefer/
Neben-
höhlen
Lymph-
system
Rachen
Hals
Nacken
Immunsystem
Augen
Ohren
Halswirbelsäule
Luft- und Speiseröhre
Herz
Thymus
Schultergürtel
Schulter
Lungenbereich
Magen
Sonnen-
geflecht
Brustwirbelsäule
Bauchspeicheldrüse
Niere
Milz
Oberarm
Dickdarm querliegend
Dünndarm
Lendenwirbelsäule
Ellenbogen
Blase
absteigender
Dickdarm
Kreuzbein
Steißbein
Hüfte
Enddarm
Ischias
Beckenraum
Knie

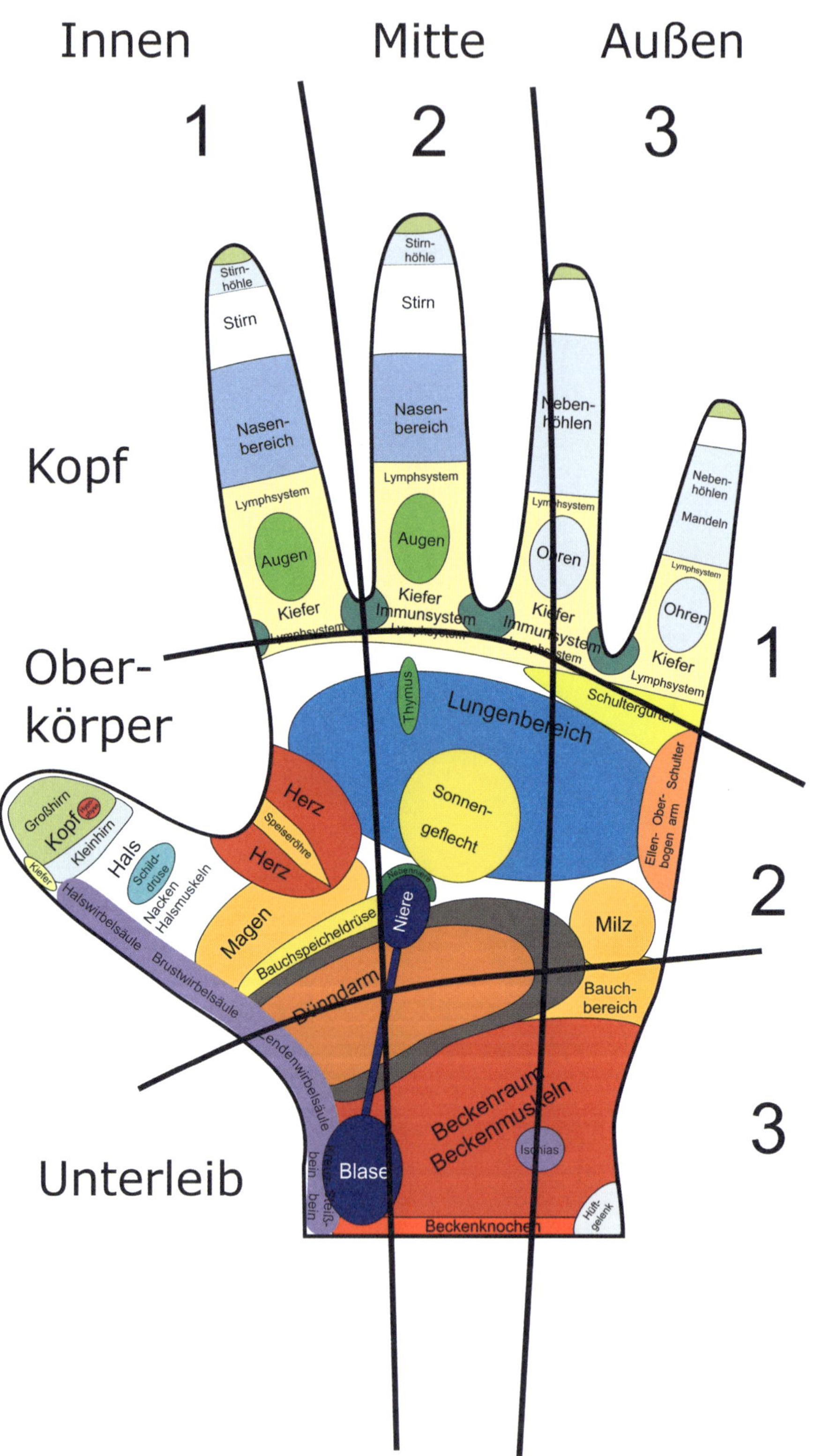
Innen
Mitte
Außen
1
2
3
Kopf
Ober-
körper
Unterleib
1
2
3
Stirn-
höhle
Stirn
Nasen-
bereich
Lymphsystem
Augen
Kiefer
Immunsystem
Neben-
höhlen
Ohren
Mandeln
Thymus
Lungenbereich
Schultergürtel
Sonnen-
geflecht
Schulter
Ellen-
bogen
Ober-
arm
Herz
Speiseröhre
Großhirn
Kopf
Kleinhirn
Hals
Schild-
drüse
Nacken
Halsmuskeln
Halswirbelsäule
Brustwirbelsäule
Lendenwirbelsäule
Magen
Bauchspeicheldrüse
Niere
Nebenniere
Milz
Dünndarm
Bauch-
bereich
Beckenraum
Beckenmuskeln
Ischias
Blase
Hüft-
gelenk
Beckenknochen

Zur Reflexzonenbehandlung

Bevor Sie mit der Behandlung eines Körperbereiches beginnen, müssen Sie auf einiges achten.

Fangen Sie am besten mit sich selbst an. Da Sie Ihren Körper genau kennen, spüren Sie bei sich die kleinste Veränderung. So können Sie an sich üben. Jede Berührung ist schon ein kleiner Eingriff. Man kann mit falschem Druck auf eine falsche Stelle auch Falsches auslösen.

Was ich nicht empfehlen kann, sind Akupressurhilfen, wie zum Beispiel genoppte Einlegesohlen, die Dauerdruckpunkte erzeugen, Magnete oder Armbänder, die immer den gleichen Druckbereich belasten. Für kurze Zeit kann man schon eine Zone damit aktivieren, wenn diese Gegenstände richtig platziert sind, aber als Behandlungsform kann ich das einem Laien nicht empfehlen, und ein professionell arbeitender Therapeut wird solches nicht gebrauchen können.

Sehr gut hilft Barfußlaufen, um die Reflexzonen anzuregen. Wechselduschen mit warmem und kaltem Wasser oder Erbsentreten in einem Eimer sind auch sehr gute Selbstbehandlungsmethoden.

Symptome und Ursachen einer Erkrankung sind immer zu unterscheiden. Wenn ein Organ krank ist, sind auch die Nachbarorgane in Mitleidenschaft gezogen und müssen mitbehandelt werden.

Auch bei Magenbeschwerden einfach nur auf die Magenzonen zu drücken, ist nicht korrekt und kann mehr schaden als nützen. Die Magenschmerzen können nämlich von einer verschobenen Wirbelsäule herrühren.

Es gibt keinen allgemeinen Punkt gegen Kopfschmerzen, weil Kopfschmerzen meist von vielen Ursachen ausgelöst werden. Es gibt aber einen Punkt gegen diese Kopfschmerzen bei dieser Person, der in diesem Moment der Richtige ist. Dieser Punkt kann morgen wieder ein ganz anderer sein, und bei einer anderen Person mit anderen Kopfschmerzen ist es sowieso ein anderer Punkt. Daher muss man unterscheiden, was individuell mit dem Punkt zu tun ist. Muss man die Zone aktivieren, stärken oder beruhigen, dementsprechend wird gedrückt und massiert.

Vor allem die Druckstärke, der genaue Ort, die Druckrichtung, die Geschwindigkeit und die Einwirkungszeit spielen bei jeder Behandlung eine große Rolle. Alles ist jedes Mal neu und anders, es gibt kein einheitliches Behandlungsschema.

Der Körper ist ein unteilbarer Organismus. Alles ist mit allem verbunden. Nichts funktioniert alleine. Alles hängt zusammen und reagiert aufeinander. Man muss immer den ganzen Menschen behandeln, auch wenn es nur der ganze Mensch an der Fußsohle ist.

Jeder ist anders, und jeder ist jedes Mal anders, und kein Fall ist wie ein anderer. Betrachten Sie jede Situation immer neu und individuell, und achten Sie auf alles, was Ihnen anders vorkommt. Gewöhnen Sie sich kein Schema oder eine bestimmte Methode an. Seien Sie immer flexibel.

Was ist Gesundheit?

Das ist wohl die wichtigste Frage, bevor man mit der Reflexzonenbehandlung beginnt. Nach einer alten Definition der Weltgesundheitsorganisation ist Gesundheit das **völlige körperliche, geistige und seelische Wohlbefinden**. Heute denkt die WHO nicht mehr so. Heute zählt man nur noch als gesund, wenn man geimpft ist. Heute wird der Kranke erschaffen, um die Kassen der Pharmaindustrie zu füllen. Aber das ist ein anders Thema in meinem anderen Buch.

Für die Reflexzonentherapie bedeutet das:

Alles, was von der »Norm« abweicht, kann als Störung gesehen werden.

Wenn die Reflexzone (der Punkt, auf dem man arbeiten will) normal aussieht und sich auch so anfühlt, dann kann man davon ausgehen, dass diese Stelle gesund ist.

Wenn die Haut dort ihre normale Farbe und Beschaffenheit hat, wenn nichts wehtut, vor allem bei Berührung und Druck, ist die Zone frei.
Es gibt aber Situationen, besonders am Anfang, wo man im Moment nichts wahrnimmt, trotzdem kann das Problem gerade an dieser Stelle sein.

Trainieren Sie daher ständig Ihre Sensibilität, um Veränderungen und Störungen deutlich wahrnehmen zu können. Mit der Zeit kommt die Sicherheit!

Üben Sie, ... spüren Sie!

Was will ich mit der Behandlung erreichen?

Sie wollen ein Ergebnis erreichen, das Ihnen das Gefühl des ausgeglichenen Seins vermittelt. Alles soll sich gleichmäßig, harmonisch und warm anfühlen. Wenn dies nicht bei der ersten Behandlung gelingt, dann vertrauen Sie auf die nächste.

Eine Reflexzonenmassage sollte je nach Betroffenheit in regelmäßigen Abständen wiederholt werden. Hier wird eine Woche empfohlen.

Wie bei vielen Therapieformen können gelegentlich Erstreaktionen – Erstverschlimmerungen auftreten. Dies ist nicht als wirkliche Verschlimmerung des Symptoms zu sehen, aber als gelegentliche Begleiterscheinung. Bei einer richtig ausgeführten Behandlung, die der Klient ohne innere Widerstände zulässt, wird so etwas nicht auftreten. Was sein kann, ist eine Art Muskelkater als Reaktion der Veränderung, was zu begrüßen wäre. Es können auch alte Schlacken und Gifte sein, die sich aus dem Gewebe lösen und abgebaut werden. Durch die Aufmerksamkeit und Konzentration auf einen bestimmten Punkt werden gelegentlich Erinnerungen an vergangene Beschwerden wach, die unbewusst gespeichert waren. Diese ganzen Reaktionen sollten sich aber vom Beschwerdemuster unterscheiden und baldigst abklingen. Wenn sie zu heftig ausfallen, hat man zu viel getan oder etwas nicht beachtet. Langzeitbeobachtungen sind hier angebracht.

Die Worte *Patient* und *Therapie,* die ich benutze, sind als Universalbezeichnung zu sehen. Wie bereits erwähnt, ist es in Deutschland nach dem Gesetz nur Ärzten und Heilpraktikern erlaubt, *Patienten* zu heilen und *Diagnosen* zu stellen. Wenn Sie dies nicht sind, dann können Sie eine Wellness- oder Entspannungsmassage anbieten. Begriffe wie *Therapie*, *Heilung*, *Diagnose* oder *Patient* müssen dann vermieden werden. Zum Beispiel sind *Klient*, *Kunde*, *Hilfesuchender* gute Ausweichmöglichkeiten in der Begrifflichkeit.

Es sei angemerkt, dass ich in meiner Ausbildungszeit sehr gute »Reflexzonen-Therapeuten« und »Heiler« getroffen habe, die keine Ärzte oder Heilpraktiker sind. Auch ohne eine staatlich anerkannte Ausbildung oder irgendwelche Diplome haben sie allerbeste Heilerfolge erzielt.

Die Absicht ist natürlich, den Menschen von seinen Symptomen und Problemen zu befreien. Ihn so fit und stabil zu machen, dass seine Krankheiten durch die Unterstützung seiner Selbstheilungskräfte schnell von selbst heilen. Dabei sollte der Therapeut selbst aber möglichst absichtslos arbeiten. Je neutraler und absichtsloser er die Reflexzonenmassage durchführt, je offener ist er für das „jetzt" welches ihm unter den Fingern liegt und er kann entsprechend seiner Intuition reagieren und besser wahrnehmen was lost ist.

Die Hand ist das Werkzeug Gottes.

Konzentration

Ihre Gedanken sind eine Energieform mit enormer Kraft. Ein falscher Gedanke bei einer Behandlung kann fatale Auswirkungen haben.

Wenn Sie sich während einer Behandlung über Krankheiten von anderen Menschen unterhalten, an Schmerzen aus der Vergangenheit denken oder sich womöglich mitleidend verhalten, übertragen Sie diese Informationen auch auf den Bereich Ihrer Konzentration – also die Reflexzone – und damit auf Ihren Körper oder den des Patienten. So können Sie sogar Beschwerden erzeugen. Hier muss die absolute Neutralität Ihren Gedankenablauf bestimmen. Sie sehen: Nicht nur Ihr momentaner Zustand und Ihre manuelle Behandlungstechnik, Ihre Druckstärke oder Körperkraft haben Einfluss auf die Reflexzonen des Menschen. Ihre Gedanken und Ihre gesamte Ausstrahlung sowie Ihre Geisteshaltung wirken mit.

Erinnern Sie sich an das holistische Denkmodell. Ein Gedanke ist ein Teil von Ihnen. Er existiert und hat Einfluss und Auswirkung auf Ihre Handlungen. Alles, was Sie tun und denken, sollte das widerspiegeln, was Sie von Ihrem Umfeld und der Umwelt als Resonanz erhalten möchten.

Die Konzentrationskraft, das sind Sie, Ihr Ausdruck in dieser Realität. Dort wo Ihr Energiestrahl ist, nehmen Sie Einfluss. Er wird bestimmt von Ihrer geistigen Haltung, den Gefühlen und Lebenseinstellung. Ihr „Strahl" sollte immer höchstes Licht und die Liebe sein.

Meditation

Hier ein paar Übungen zur besseren Wahrnehmung und Kontrolle Ihrer Gedanken.

I. Übung: Gedanken zählen

Zählen Sie Ihre Gedanken und machen Sie für jeden einzelnen Gedanken einen Strich aufs Papier. Ebenso für jeden Satz, den Sie denken oder aussprechen.

Nehmen Sie sich hierzu circa 15 Minuten Zeit. Zählen Sie Ihre Gedanken und Sätze am Ende zusammen.

Als Steigerung können Sie Ihre Gedanken noch in Kategorien einteilen. Zum Beispiel Gedanken für sich selbst, für andere, gute Gedanken, schlechte Gedanken, Gedanken über Probleme, Sorgen. Was Ihnen einfällt. Sie werden ganz schön überrascht sein, was dabei an Gedanken alles zusammenkommt.

Wollten Sie diese Gedanken überhaupt denken?
Haben Sie alle Gedanken in dieser Zeit überhaupt erfasst, oder haben Sie Gedanken übersehen?

II. Übung: Nur einen Gedanken denken

Machen Sie es sich bequem und entspannen Sie sich. Suchen Sie sich einen einzigen Gedanken, ein Gefühl oder eine Stimmung aus, die Sie als wohlwollend empfinden.

Versuchen Sie, diesen Gedanken zehn Minuten in Ihrem Bewusstsein zu halten. Lassen Sie es währenddessen nicht zu, dass sich neue Gedanken einmischen.

III. Übung: Nicht denken

Machen Sie es sich bequem und entspannen Sie sich. Beobachten Sie Ihre Gedanken und versuchen Sie, einfach »nichts« zu denken.

Nebenbei können Sie herausfinden, ob es »nichts« überhaupt gibt. Ja, das gibt es! Man kann es erlernen!

Wenn Sie es schaffen, fünf Minuten »nichts« zu denken, dann können Sie stolz auf sich sein. Versuchen Sie, diese Zeit nach und nach noch zu steigern. So erlangen Sie einen reinen und klaren Geist!

IV. Übung: Affirmationen denken

Ich bin gesund!
Es geht mir gut!

Das sind zwei Affirmationen die sie parallel, gleichzeitig im Geiste wiederholen können, um ihren Kopf von anderen Gedanken zu befreien.

Haben Sie das ein paar Minuten durchgehalten, lassen die anderen Gedanken langsam nach und die beiden Affirmationen gewinnen immer mehr Energie und sie setzen sich durch und werden zur Wirklichkeit.

Gedankenkraft

Mit der Reflexzonentherapie dringen Sie in feinere Bereiche des Körpers ein und sollten dementsprechend vorsichtig und sensibel sein.

Über die chinesischen Energiemeridiane hat man in Europa auch erst gelacht, weil man sie messtechnisch nicht erfassen konnte. Inzwischen werden sie schon an Universitäten gelehrt.

Sensible Menschen können diese Meridiane und Zonen spüren oder sogar sehen. Also trainieren Sie unbedingt Ihre Sinneswahrnehmungen. Erschrecken Sie nicht, wenn Sie schnellen Erfolg haben und am Anfang mehr sehen und erfahren, als Sie vielleicht wollen.

Reden Sie nicht über oder denken Sie nicht an Krankheiten, Sorgen oder Probleme während einer Behandlung. Vermeiden Sie unbedingt Gefühle der Angst. Konzentrieren Sie sich bei Ihrer Behandlung nur auf neutrale Gedanken, welche die Heilung unterstützen. Weniger zu denken und mehr zu fühlen, das ist die Kunst.

Mit der Zeit werden Sie erkennen, dass es unumgänglich ist, sich mit Gedankenkraft und der daraus resultierenden Energie zu beschäftigen.

Es ist der Geist, der sich den Körper baut.
Friedrich Schiller

Diagnose

Zuerst kommt die Diagnose, bevor man irgendetwas behandelt, auch wenn man schon konkret weiß, wo die Beschwerden herrühren.

Wie schon erwähnt, beginnen Sie am besten mit den Händen oder den Füßen.

Die Reflexzonenbehandlung erfolgt mit leichtem Druck auf die Hautoberfläche der entsprechenden Punkte. Sie machen es sich und dem Klienten bequem und schauen sich erst einmal die Handinnenflächen, dann die Fußsohlen an.

Was ist gesund und was ist krank?

Veränderungen der Hautoberfläche zeigen Störungen unmittelbar erkenntlich an.

Probleme oder Krankheiten der inneren Organe, die im Bezug zu diesem Hautbezirk stehen, können sofort erkannt und zugeordnet werden.

Liegen schwere chronische Organstörungen vor, kann man dies direkt anhand des Hautbildes, das Formveränderungen aufzeigt, erkennen.

Die meisten akuten kleineren Probleme kann man auch als Anfänger sehr gut ertasten.

Fragen Sie sich oder Ihren Patienten:

- Wo habe ich Schmerzen?
- Wo genau, wie tief sitzen sie?
- Innerlich oder ist es die Körperoberfläche?
- Wo drückt es?
- Wo juckt es?
- Wo ist es unangenehm?
- Wo stört mich etwas?
- Was ist mir an mir aufgefallen?
- Was hat sich verändert?
- Wie geht es mir im Moment?
- Wie ging es mir gestern, die Tage zuvor?
- Wie lange habe ich die Beschwerden schon?
- Was will ich hier erreichen?

Welche Hautveränderungen kann man sehen?

- Farbveränderungen
- Oberflächenveränderungen wie Rauheit
- Einziehungen, Ausbuchtungen
- Quellungen
- Narben
- Leberflecke, Warzen, Pigmentstörungen
- Verletzungen
- und so weiter

Welche Veränderungen kann man ertasten?

- Schmerzen
- Verhärtungen
- Quellungen
- Feuchtigkeit
- Trockenheit
- Veränderungen der Konsistenz des Gewebes
- innere Einziehungen, Narben
- Wärme
- Kälte
- Knötchen
- Dellen
- und so weiter

Was fällt mir sonst noch auf?

- Vorgeschichte
- Haltung
- Formveränderungen
- allgemeines Körperbefinden
- Ausstrahlung positiv/negativ
- nimmt der Patient Medikamente
- liegen Impfschäden vor?
- hat er sonstige Krankheiten
- und vieles mehr

Vergleichen Sie immer beide Hände und Füße miteinander.

Die Fuß- und Handreflexzonen

Die in diesem Buch bildlich dargestellten Reflexzonen basieren auf Überlieferungen der Chinesen und Maya, auf der Erfahrung meiner Lehrer und Kollegen sowie auf meinen persönlichen Erkenntnissen.

Es gibt noch keine einheitliche Lehrmeinung über die konkrete Reflexzonenlage aller Organe. Jedoch stehen die großen Zonenbereiche und Hauptorgane anschaulich fest und werden nahezu überall gleich gelehrt.

Die Zonen der unpaarigen Organe, wie Leber, Magen oder Milz, sind auf der Körperseite zu finden auf der diese Organe liegen. Also Leber auf der rechten Seite und Milz auf der linken Seite.

Da der Körper sich überall widerspiegelt, kann man die Körperseiten nicht vollständig trennen.

Als Anfänger sollten Sie sich jedoch mehr auf Ihr Gefühl und Ihre Wahrnehmung konzentrieren und die Organzonentafeln nur nebenbei betrachten. Um komplizierte Zusammenhänge zu begreifen und entsprechend genaue Techniken auszuführen, bedarf es einer längeren Ausbildung und mehr Erfahrung.

Sie können viele Hinweise durch die Betrachtung der Hand- und Fußzonenkarten bekommen - aber auch schnell falsche Rückschlüsse ziehen oder voreilige Entscheidungen treffen.

Ursachen

Um den wahren Zusammenhang oder die tatsächlichen Ursachen von Beschwerden herauszufinden, wird in der Regel viel Erfahrung benötigt.

Was Sie auf keinen Fall tun sollten, ist, sich auf eine Ihnen konkret erscheinende Ursache festzulegen. Wenn Sie eine schmerzende oder auffällige Zone finden, sagen Sie nicht: »Sie haben es an der Leber« oder »Ihr Herz ist schwach«. Damit können Sie großen Schaden anrichten. Es gibt viele Ursachen in einer Ursachenkette, die man Problemen zuordnen kann, dennoch gibt es keine wahre Ursache, die im Körperlichen zu finden ist, denn die Ursache liegt im Geistigen. Kopfschmerzen können vom Magen herkommen, aber warum hat der Magen Probleme? Kann er Erlebnisse nicht verdauen, was wiederum den Kopf, die Gedanken belastet? Auch dies ist nur eine Sichtweise eines Problems.

Wenn Sie Ursachen suchen, fangen Sie irgendwann bei Adam und Eva an. Aber was nützt dies?

Ihre Aufgabe ist es nicht, Ursachen oder Schuld zu suchen, sondern zu helfen und zu heilen. Die Findung einer Ursache ist für eine gute und erfolgreiche Behandlung nicht erforderlich.

Bei der hier vorgestellten, alles ausgleichenden Behandlungstechnik wird der gesamte Körper des Menschen behandelt und alles auf allen Ebenen aufgelöst und geheilt. Sie brauchen nicht zu wissen, was das genau ist, wichtig ist, dass Sie (be)**handeln.** Gleichen Sie alle Zonen aus, und die Ursachen lösen sich in der Regel von selbst auf.

Natürlich ist es wichtig zu wissen was man tut, wo man genau arbeitet und die feinstofflichen Zusammenhänge erkennt. Symptom oder Ursache. Wenn am Fuß die Leberzone auffällig ist, dann kann man schon den Klienten nach seinen Ernährungsgewohnheiten fragen oder schauen was ihm über die Leber gelaufen ist um ihm zu helfen sein Leben zu überdenken und zu verbessern. Gesundes Wissen und mehr die Zusammenhänge verstehen, dafür ist auch dieses Buch gedacht. Finden Sie die goldene Mitte. Finden Sie die Demut und in das Dienen, das sind wichtige Energien, die ein Heiler haben muss. Dazu passt der berühmte Satz von Sokrates: Ich weiß, dass ich nichts weiß.

Als Reflexzonentherapeut werden Sie mit der Zeit immer mehr in den feinstofflichen Ebenen arbeiten. Da Sie mit Ihren Händen auch Energie übertragen, stehen Sie an den Anfängen der aktiven Geistheilung.

Die wichtigsten Bücher und Adressen über solche Ausbildungen finden Sie im Anhang.

***Hände, die helfen,
sind heiliger als Lippen,
die beten.***

*Sathya Sai Baba,
Indien*

Rechte Fußsohle

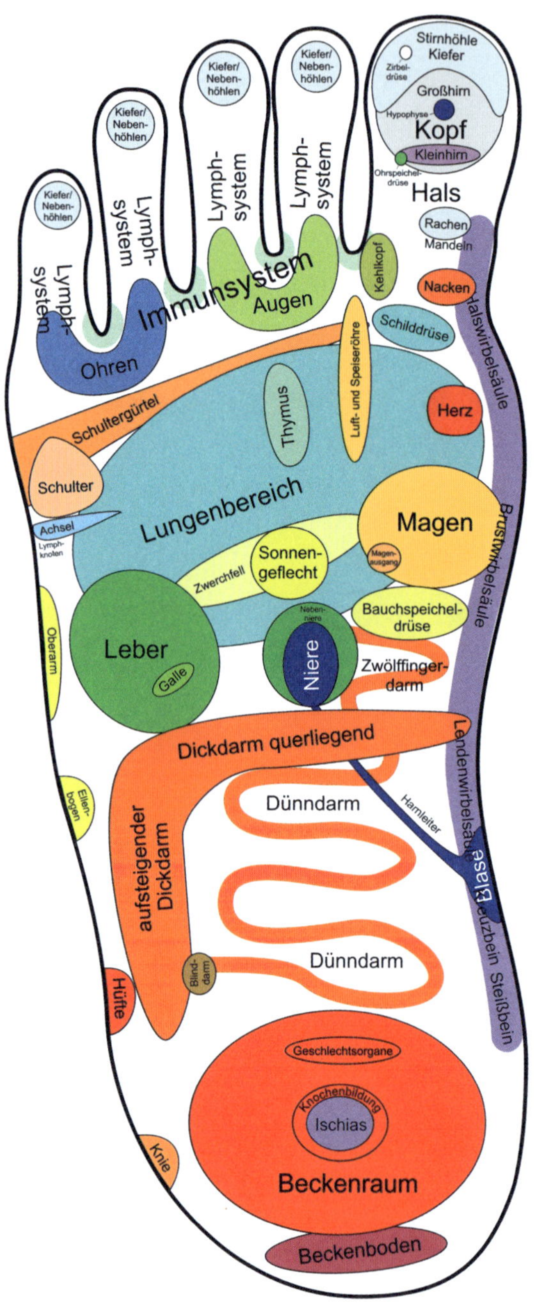

Linke Fußsohle

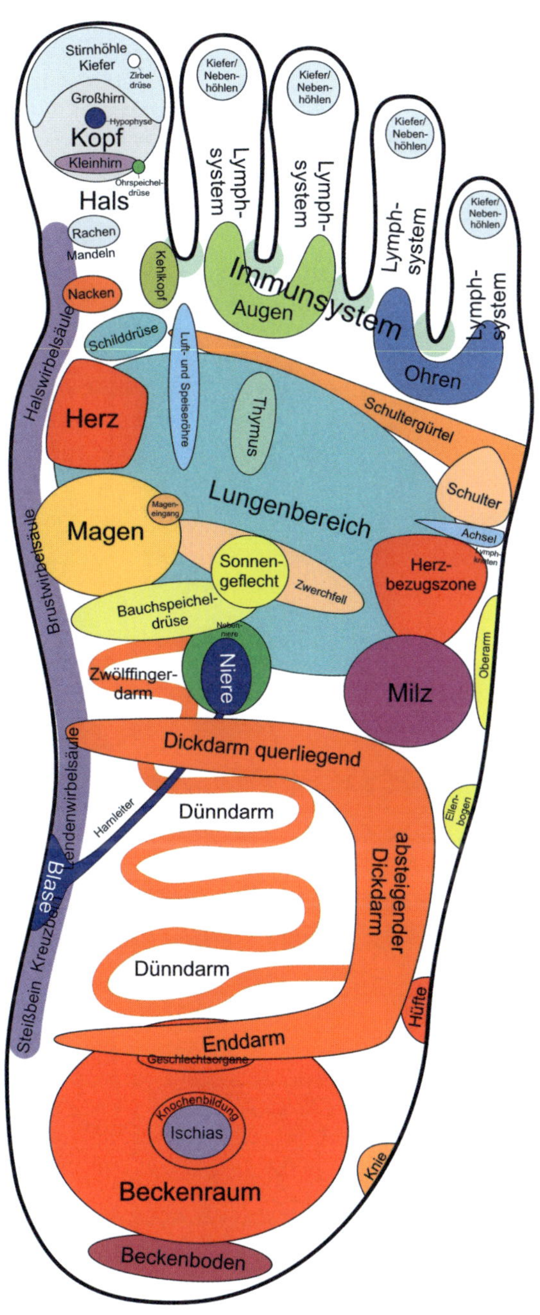

Linke Handinnenfläche

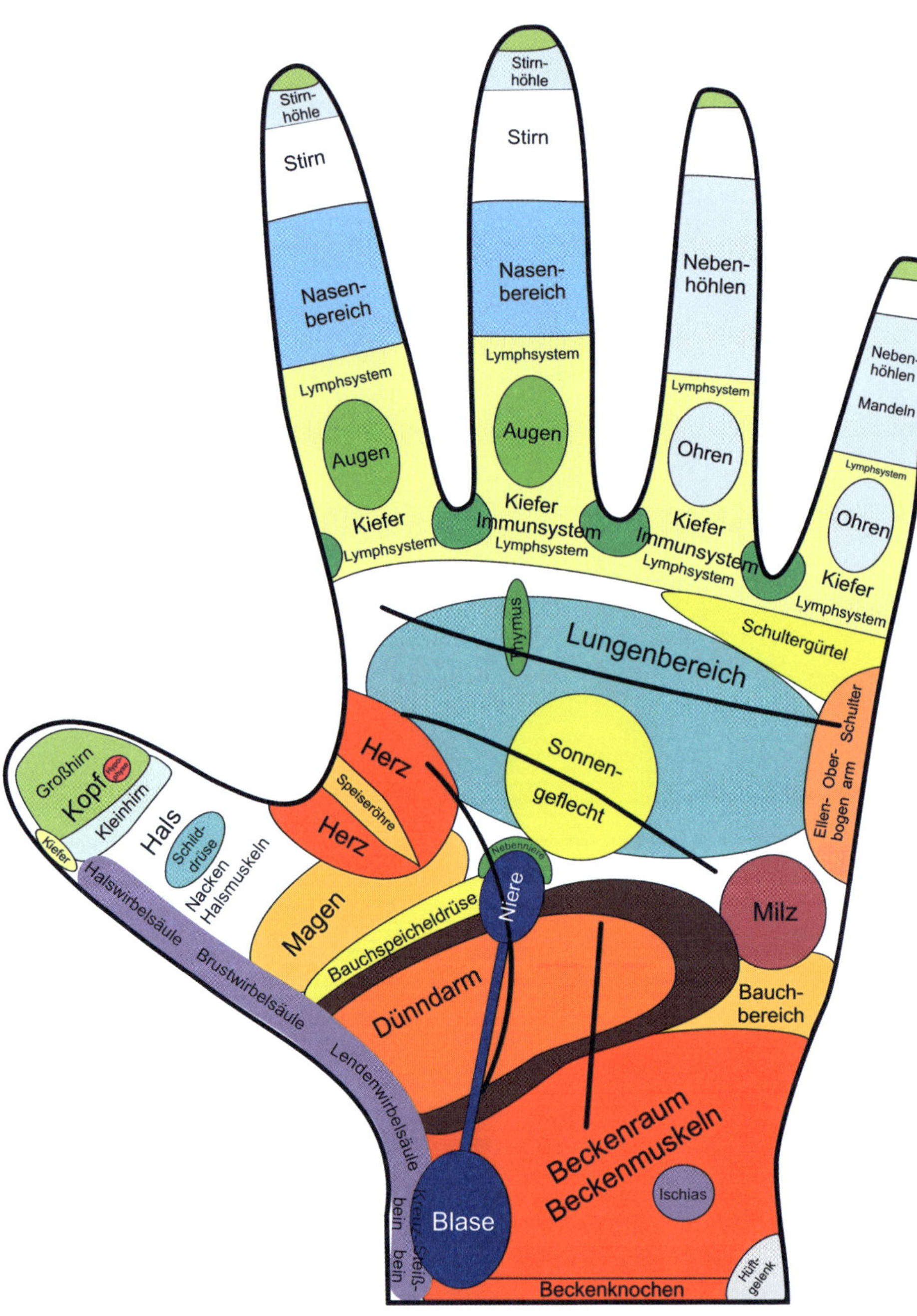

Rechte Handinnenfläche

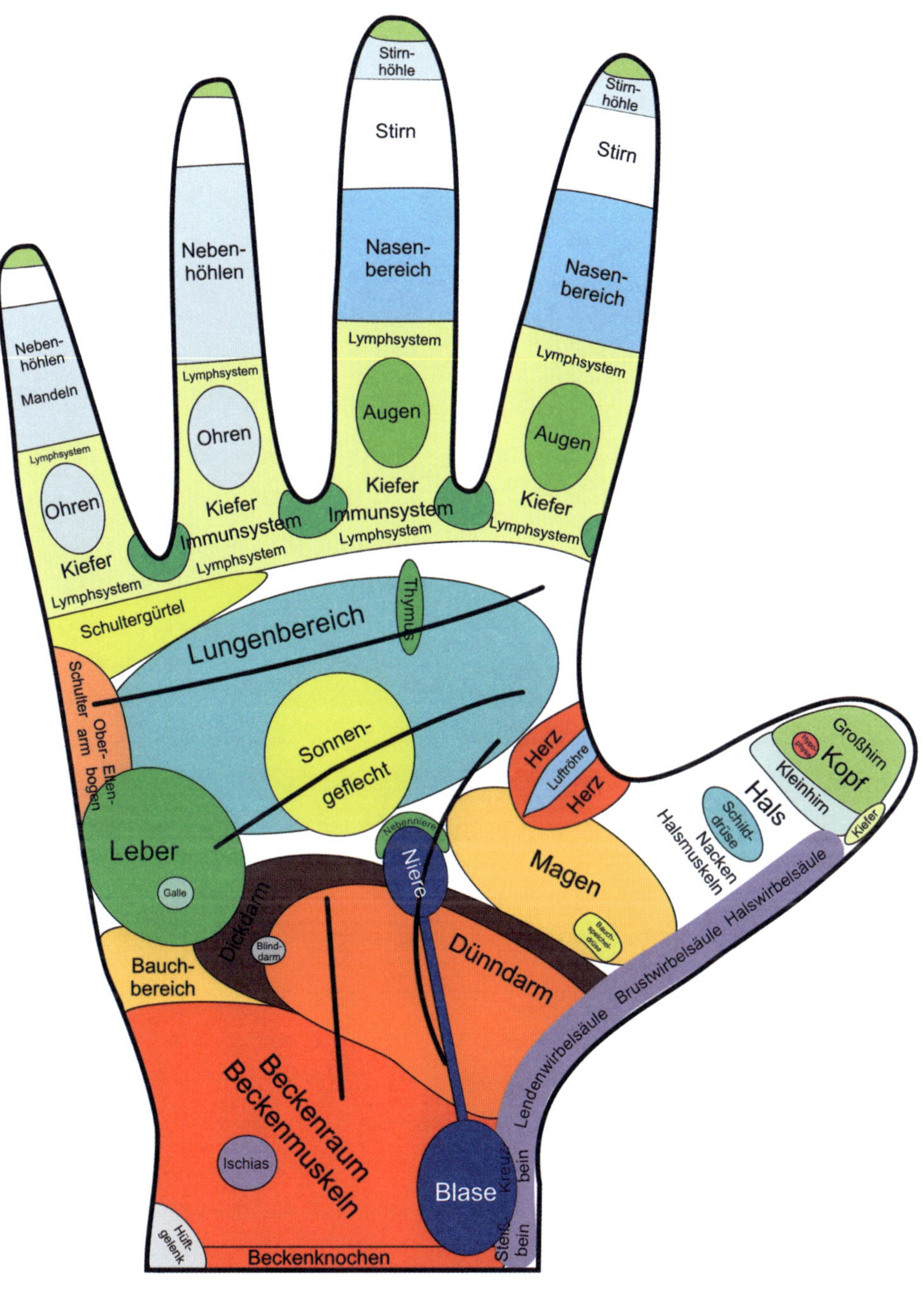

Zur Orientierung der Reflexzonenlage

Die Reflexzonen liegen bei jedem Menschen, je nach Größe und Beschaffenheit, etwas anders. Hier kann man sich an der Knochenstruktur des Fußes oder der Hand orientieren. Knochenzonen liegen bei Knochen, Weichteilzonen (Organe) liegen bei Weichteilen. Drucktiefe und Richtung sind bei der Behandlung als Wesentliches zu beachten.

Bei den Füßen symbolisieren die fünf Mittelfußlängsknochen die Rippen, das Fußquergewölbe den Brustkorb. Den Brustkorb erreicht man vom Fußrücken aus und die Lungen und Bronchien von der Fußsohle her. Die Wirbelsäule liegt beim Fußlängsgewölbe schräg von unten, seitlich an der Knochenstruktur entlang. Der Hals ist vor allem am Großzehenanfangsglied zu finden und der Kopf am Großzehenendglied. Darm und Magen liegen beim Mittelfuß auf der Fußsohle innen bei den Weichteilen und der Unterleib mit Becken und Beckenboden an der Ferse. Bei den Händen ist es ähnlich. Hier liegt die Wirbelsäule am Daumen, obwohl einige auch der Meinung sind, dass die Wirbelsäule zusätzlich am zweiten Mittelhandknochen verläuft. Die Hände sind noch nicht so erforscht wie die Füße, und die Lehrmeinungen sind hier unterschiedlich. Wenn Sie aber die Grundregel beachten, alles zu behandeln und zu harmonisieren, dann machen Sie alles richtig.

Beachten Sie auch die Funktion der Organe. Der Darm hat eine natürliche Funktion und ist in Bewegung, das heißt, seine Aufgabe ist es, alles zum Enddarm hinzutransportieren. Also sollten Sie auch in Darmrichtung massieren und nur in Ausnahmefällen gegenläufig ausstreichen. Auch die Wirbelsäule sollte in Verlaufsrichtung massiert werden. Je nach Problemsituation von oben nach unten oder von unten nach oben. Hier gelten dieselben Regeln wie bei einer normalen Massage. Auf Dauer ist eine konkrete Kenntnis von Anatomie (Lage und Aufbau der einzelnen Organe des Körpers) unumgänglich. Noch wichtiger sind Kenntnisse der Physiologie (Lehre der Körperfunktionen im Zusammenspiel mit den einzelnen Organen) sowie des energetischen und psychologischen Zusammenhangs zwischen dem Menschen und seiner Umwelt.

Wie Sie aus meinen anderen Büchern bestimmt wissen, spielt die Körperhaltung eine große Rolle. Hat man ein schiefes Becken, so werden auch die Reflexzonen an den Füßen fehlbelastet. Diese Frau (Fußabdruckfotos) hatte Kinderlähmung und konnte ihren linken Fuß, der auch viel kleiner gewachsen war, nicht richtig aufsetzen. Sie hatte Fußschmerzen, Kopfschmerzen und Schulter-Armprobleme, vor allem auf der linken Seite.

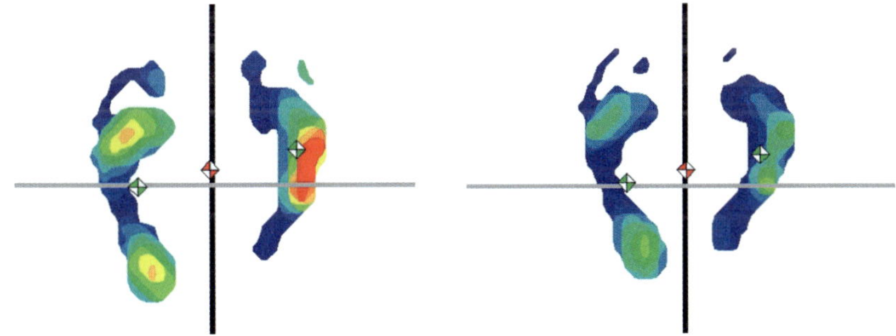

Diese Fußabdruckbilder wurden vor- und nach der Geistigen Wirbelsäulenbegradigung von mir gemacht. Man sieht eine deutliche Besserung des Fußabdruckes. Die Beschwerden verschwanden danach ganz von allein. Oft helfen auch andere Schuhe, dazu später mehr.

Sonstige Tipps

Wenn man auf der einen Körperseite Beschwerden hat, kann man sich gut mit einer Behandlung der anderen Seite helfen. Oft ist es sogar sinnvoll, eine Behandlung erst einmal auf der problemfernen Körperseite zu beginnen, um einen Ausgleich zu erreichen.

Eine Lehrerin von mir hat gesagt: »Wenn ihr den Fuß eines Patienten in euren Händen haltet, so habt ihr den ganzen Menschen in euren Händen liegen. Seid euch dessen immer bewusst und begrenzt euch nicht, indem ihr denkt, ihr behandelt nur den Fuß.«

***Behandelt den Fuß so,
wie ihr den ganzen Menschen
behandeln würdet.
Nur dann kann der
Erfolg kommen.***

Füße halten viel aus, sie tragen das ganze Gewicht des Menschen, trotzdem sollte man sie sanft und vorsichtig behandeln.

Egokraft, Gewalt und Schmerz (z. B. ich will den Knoten am Fuß jetzt mit aller Macht weg massieren), sind immer falsch und werden Schäden setzen. Dies ist im Leben wie auch an den Füßen so. Mit diesen Energien sollte man keine Füße behandeln.

Behandlungsvorbereitung

Bevor Sie andere behandeln, üben Sie erst einmal bei sich selbst. Fangen Sie am besten mit einer Fuß- oder Handreflexzonenbehandlung an.

Die Reflexzonenmassage ist eine manuelle Behandlungsform, bei der Sie Druck oder Kraft einsetzen. Wenn Sie selbst angespannt und verkrampft sind, wird Ihnen das kaum richtig gelingen. Deswegen machen Sie es sich so bequem wie möglich und entspannen Sie sich erst einmal selbst, um losgelöst beginnen zu können.

Wenn Sie die Behandlung bei jemand anderem ausführen, lagern Sie ihn bequem und sorgen Sie für eine ruhige und angenehme Atmosphäre. Sie wollen Ausgeglichenheit und Harmonie erzeugen, also seien Sie selbst und Ihr Patient, so gut es geht, in einem solchen Zustand. Je besser Ihnen das gelingt, umso besser gelingt die Behandlung, was Sie an der Wirkung erkennen werden.

Während der Behandlung einer anderen Person sollen Sie immer auch auf Ihr eigenes Wohlbefinden bedacht sein. Ihre innere Haltung und Ihre eigene Gesundheit stehen im Vordergrund. Wenn es Ihnen schlecht geht und Sie sich nicht wohlfühlen, werden Sie Ihrem Patienten nicht zur Harmonisierung verhelfen können. Aber das Wohlergehen Ihres Patienten muss oberste Priorität haben. In einer solchen Situation, in der das nicht gewährleistet ist, sollten Sie den Termin besser verlegen.

Verweildauer

Bleiben Sie nicht zu lange an einer Stelle, sondern massieren Sie einzelne Bereiche lieber öfter.

Bei der Reflexzonentherapie sind die Größenverhältnisse verändert. Die Behandlungsfläche, gemessen an der Körpergröße, ist sehr klein, auch in Bezug auf die Behandlungsfinger. Mit einem Daumen und leichtem Druck können Sie die ganzen Organe in ihrer vollen Größe beeinflussen, wofür Sie bei einer normalen Massage beide Hände und viel mehr Druck benötigen würden.

Es ist wie bei einer Lawine: Sie können mit einem kleinen Stein viele andere ins Rollen bringen. Dieser Satz trifft zwar für jede Behandlungsform zu, aber bitte unterschätzen Sie auch hier nicht die starke und sinnerfüllende Wirkung der Reflexzonentherapie.

Bei den Gedanken ist es ähnlich!

Auch wenn ich jetzt gelegentlich von Diagnosen gesprochen habe, die Hautdiagnose ist die wichtigste.

Gerade in der heutigen Zeit, in der die Menschen sich mit den geistigen Gesetzen befassen, verrennen Sie sich als Anfänger gerne in Spekulationen über mögliche Ursachen, psychische Probleme und Konflikte oder Geschehnisse aus früheren Leben. Dies ist nur ein Spiel. Gehen Sie nicht in die Rückschau. Wichtig ist die Heilung im »Jetzt«, im Augenblick. Tun Sie Ihre Arbeit als neutraler Beobachter des Geschehens.

Als Geistheilerin weiß ich, dass es keine wirkliche Vergangenheit und Zukunft gibt, keine wirkliche Zeit, alles existiert gleichzeitig, parallel, und man ist in jedem Augenblick mit allem verbunden. Man ist »alles«, da man universeller Geist ist. Es gibt unzählbare Ursachen, warum etwas geschieht. Einigen Menschen hilft es, wenn sie glauben, diese vermeintlichen Ursachen gefunden zu haben, auf deren Auflösung sie sich dann konzentrieren.

Aber dies ist nicht die Wirklichkeit. Es gibt keine eine Ursache und man braucht diese auch nicht zu finden, um jemanden zu heilen.

Bleiben Sie neutral und handeln Sie mit Ihren Händen, anstatt etwas zu zerreden oder falsch zuzuordnen.

Es ist noch kein Meister vom Himmel gefallen, aber geworden sind es viele!

Tanja Aeckersberg

Behandlung

Massieren Sie die zu behandelnde Fläche mit dem Daumen. Fangen Sie am besten körpernah (zur Körpermitte hin) an und kneten, streichen und zirkeln Sie den Vorgang in die Richtung der Endglieder (Finger- und Zehenspitzen) und von dort wieder zurück. Verteilen Sie alles und streichen es sanft nach außen. Selbstverständlich können Sie auch die anderen Finger einsetzen. Beim Ohr, wenn die Finger zu dick sind, kann man sich mit einem entsprechenden Holz-Massagestab oder Edelstein Griffel behelfen. Die Reflexzonentherapie ist eine sanfte Behandlungsmethode. Je feiner Sie arbeiten, desto besser wird das Ergebnis sein.

Es gibt keine starren Behandlungstechniken oder -methoden. Wichtig ist Ihr Gefühl und dass Sie individuell, der Situation angepasst, massieren. Achten Sie aufmerksam auf Veränderungen und seien Sie entsprechend vorsichtig. Haben Sie immer das Ziel vor Augen, alles zu harmonisieren, auszugleichen, schmerzfrei und angenehm weich zu machen. Alles soll unter Ihren Fingern zerfließen und sich wie Samt und Seide anfühlen. Arbeiten Sie den ganzen Fuß oder die Hand komplett durch. Ideal ist dreimal hintereinander, und wechseln Sie dann zur anderen Seite über. Das kann 20 bis 30 Minuten dauern für beide Füße. Beobachten Sie dabei immer Ihr eigenes Wohlbefinden und das Befinden Ihres Klienten. Wiederholen Sie die Behandlung täglich, bis die Beschwerden abgeklungen sind. Aber selbst als Prophylaxe ist die Reflexzonenmassage eine wunderbare und wirkungsvolle Heiltechnik, weil sie Blockaden in allen Bereichen auflöst.

Ausgleich & Harmonie

Das Behandlungsziel sollte die völlige Harmonisierung des Menschen sein, und zwar innen wie außen. Alles soll sich geordnet anfühlen, und der Klient sollte möglichst beschwerdefrei werden. Wie schon erwähnt, sollten Sie immer die ganze Fläche behandeln, beide Füße oder beide Hände komplett, nicht nur eine Stelle drücken. Alle Zonen untereinander ausgleichen, bis völlige Harmonisierung eintritt.

Dieses Buch kann keine konkrete Ausbildung oder Studie dieser Heilmethode ersetzen. Meine Hinweise sind aber ausreichend, um mit dieser wunderbaren Arbeit beginnen zu können. Erst an sich und dann an anderen.

Jeder hat mal klein angefangen, jeder Profi war einmal ein Anfänger. Die Besten Heiler haben meist kein Diplom oder irgendeine Ausbildung vorzuweisen. Dennoch ist ihr Wirken unumstritten hilfreich, was 2004 zu deren Anerkennung vor dem Bundesgerichtshof führte.

Sie müssen kein Professor sein
oder ein Diplom besitzen,
um Erfolg zu haben!

Nach der Beendigung Ihrer Behandlung sollten Sie noch etwas abwarten, bevor Sie zur Tagesordnung übergehen. Vermeiden Sie Hast und Anstrengung.

Nachruhe

Geben Sie dem Klienten auch die Zeit, die er braucht, um den Vorgang noch nachwirken zu lassen. Nachruhe kann die Wirkung potenzieren, so sollte der Klient auch zu Hause langsam machen. Es geht schließlich bei der Reflexzonenbehandlung um ein tiefgreifendes Erlebnis, das verschiedene Ebenen des Körpers erreicht und die Selbstregulationsmechanismen in die volle Heilkraft stellt. Jetzt haben Sie auch Zeit, einmal in sich hineinzuhören. Vielleicht eine Veränderung zu spüren, was ist in Ihnen passiert, wie ist Ihre Gemütsverfassung, jetzt, nachdem Sie etwas Wunderbares vollbracht haben? Was haben Sie hierbei gelernt?

Auch eine Abschlussbesprechung mit Ihrem Klienten ist jetzt wichtig. Oft tauchen noch Fragen auf, die hilfreich, immer unter dem Aspekt etwas Gutes bewirken zu wollen, beantwortet werden sollen. Gelegentlich gibt es Menschen, die sich wundern, dass eine Behandlung bei ihnen keine Wirkung gezeigt hat. Das sind diejenigen, die gleich wieder losrennen, nicht abschalten können, sich wieder voll belasten und äußerst unsensibel mit ihrem Körper umgehen. Die Wirkung ist auf jeden Fall da – wenn man ihr Aufmerksamkeit widmet, dann spürt man sie auch. Hierzu sei auch bemerkt, dass Menschen, die Medikamente einnehmen, auf den Gefühlsebenen oft blockiert oder betäubt sind. Diesen Klienten wird die Fühligkeit nicht gleich möglich sein. Sobald sich aber die Symptome verbessern und ausheilen, kehrt sie wieder zurück. Dann wird die Reflexzonenbehandlung wesentlich intensiver erlebt und die Heilwirkung kann bedeutend effizienter sein.

Also bleiben Sie liegen und entspannen Sie sich!

Der Fußabdruck

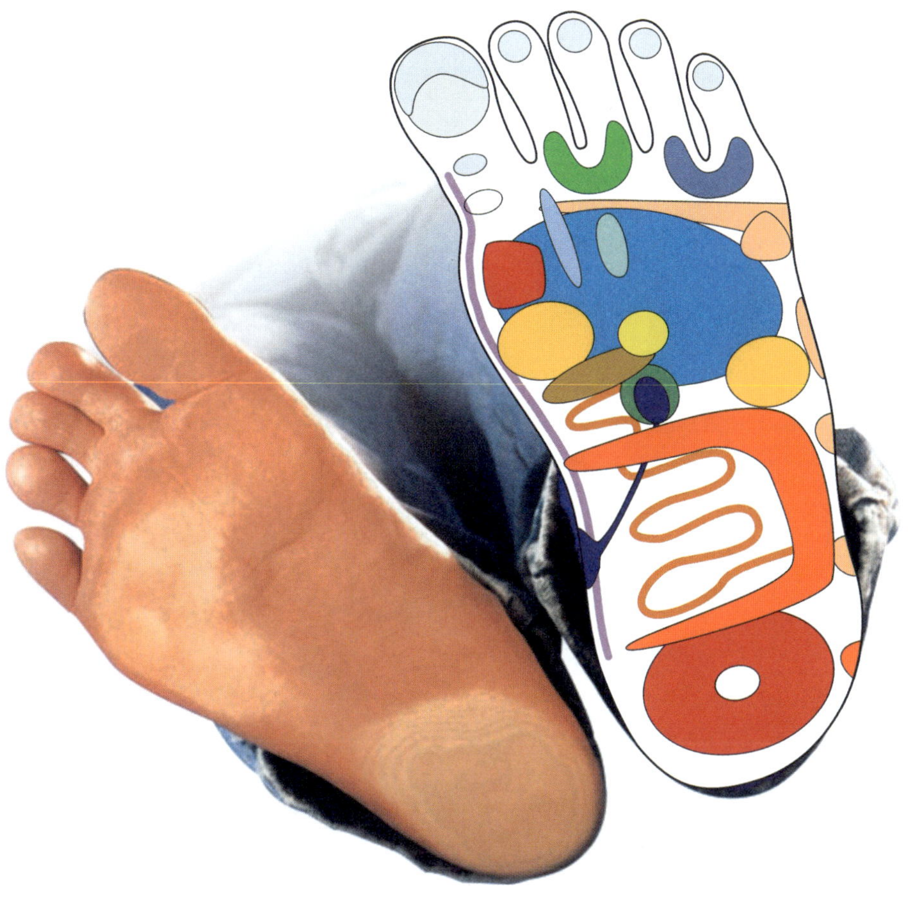

Bestimmte Reflexzonen am Fuß werden beim normalen Gehen druckbelastet, andere nicht. Durch das Laufen werden die Reflexzonen sozusagen massiert und erhalten dadurch auch entsprechend Erdenergie. Über die Füße wird auch Energie in den Boden abgegeben.

Ist dieses natürliche Gleichgewichtssystem durch eine falsche Fußbelastung gestört, werden auch die zugeordneten Zonen fehlbelastet. Organe erhalten dann zu viel oder zu wenig Energie, was stets zu Problemen und letztendlich zu Krankheiten führt. Eine gestörte Fußbelastung sieht man bei dieser Abbildung:

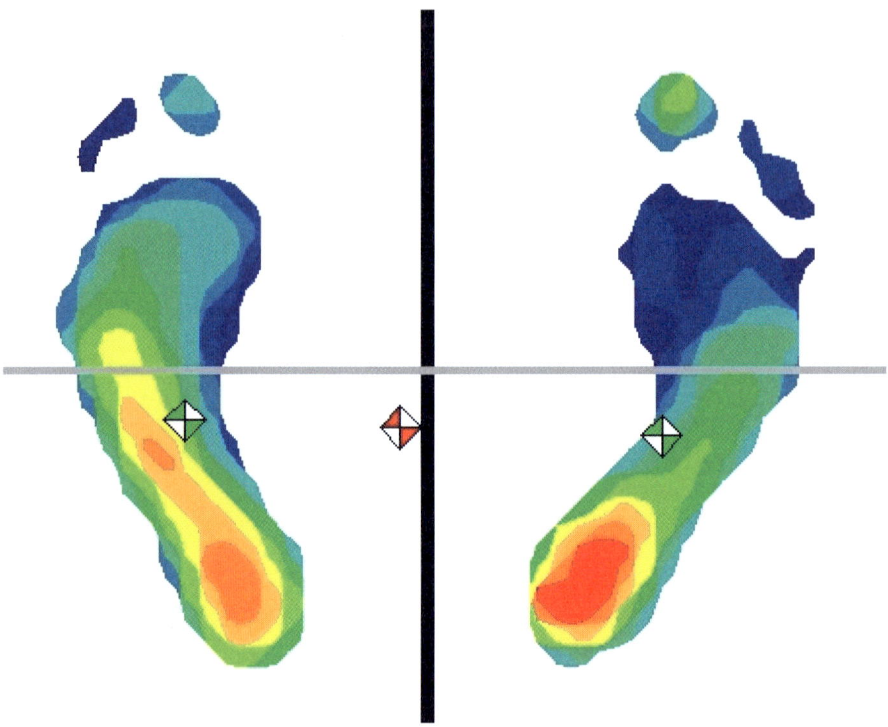

Ursache der Fehlbelastung dieser Füße ist ein Beckenschiefstand. Die Fußaußenseite bekommt zu viel Druck und vor allem die linke Ferse.

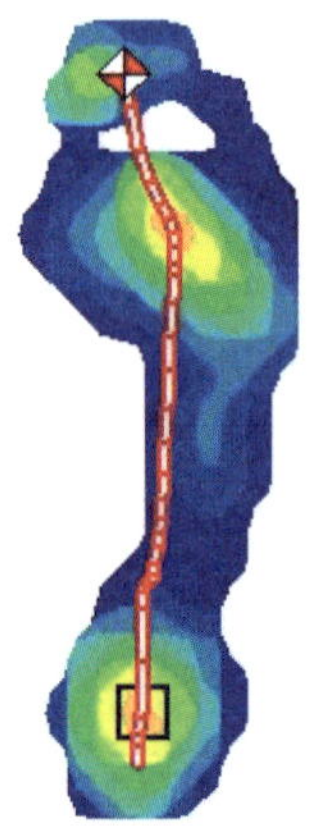

Gesunde Füße sind eine wichtige Voraussetzung für die Gesundheit des ganzen Körpers.

Ein gerades Becken ist der erste Schritt dahin. Darüber berichte ich übrigens ausführlich in meinem Buch „Geistige Wirbelsäulenaufrichtung". Ein gesundes Gehen und Laufen ist daher für die Gesundheit unumgänglich.

Alles hängt zusammen.

Wie gut es für die Füße ist, barfuß zu gehen, haben Sie sicherlich schon gehört. Reflexzonen und viele andere energetische Strukturen werden dadurch aktiviert.

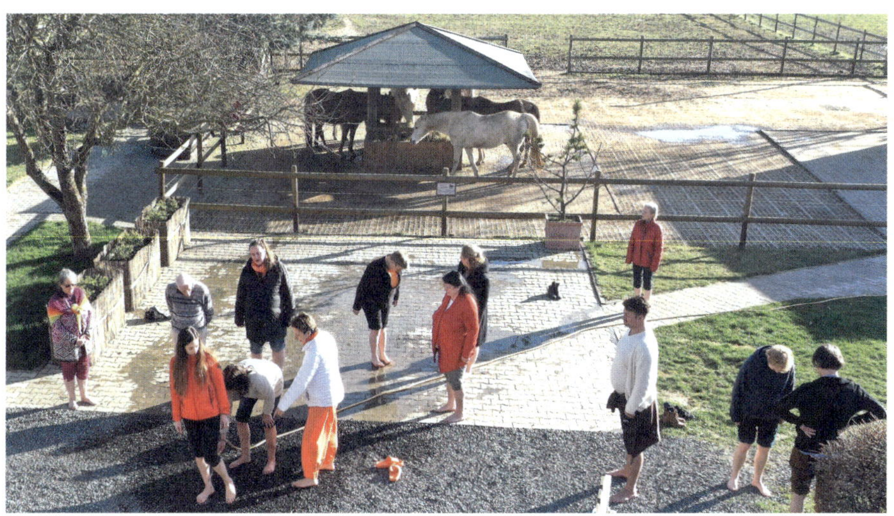

Durch das Abrollen der Füße am Boden werden sie massiert und es entsteht eine Art „Saug-Kraftfeld" durch die Abrollbewegung.

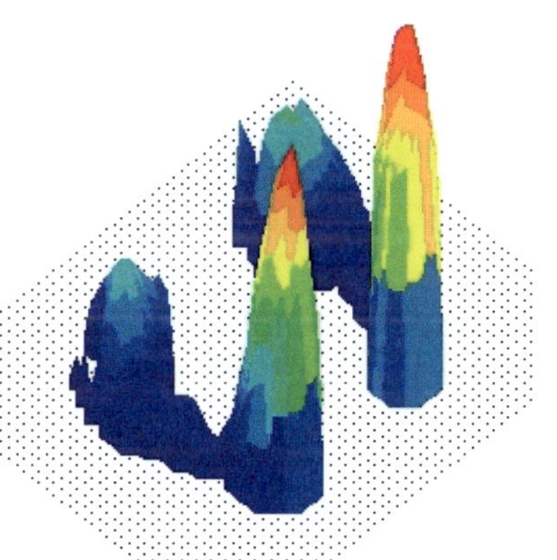

Gesunde Energie wird aufgenommen!

Das Schöne ist, Sie können überall anfangen und etwas zur Verbesserung Ihres Zustandes tun, es zeigt immer eine Wirkung und jeder richtige Schritt ist ein Schritt zur mehr Gesundheit. Dies bitte im Freien machen. Schuhe und Strümpfe ausziehen und ab nach draußen. Nach Möglichkeit irgendwo im Gras herumlaufen. Ihr

Rücken und Ihr restlicher Körper werden es Ihnen danken. Die Reflexzonen werden jubeln!

Also tun Sie es, und zwar jetzt gleich!

Durch Bodenunebenheiten und Temperaturunterschiede werden nicht nur die Fußsohle und das Immunsystem aktiviert, sondern der ganze Körper mit seinen Knochen, Gelenken, und Bandscheiben.

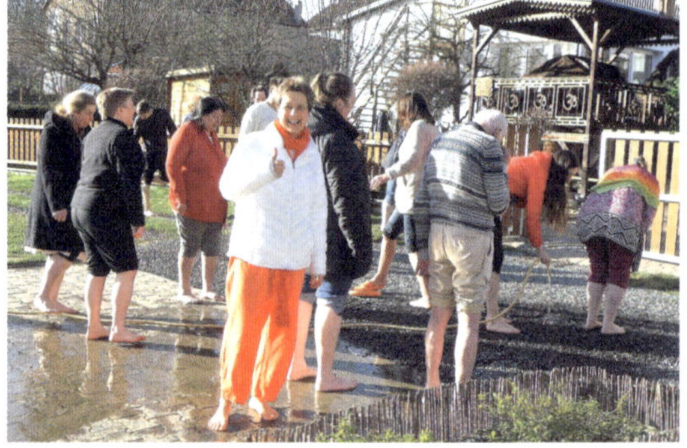

Sebastian Kneipp mit seinen berühmten Wechselgüssen und Heilungen von Kreislauferkrankungen durch kaltes Wasser ist das bekannteste Beispiel.

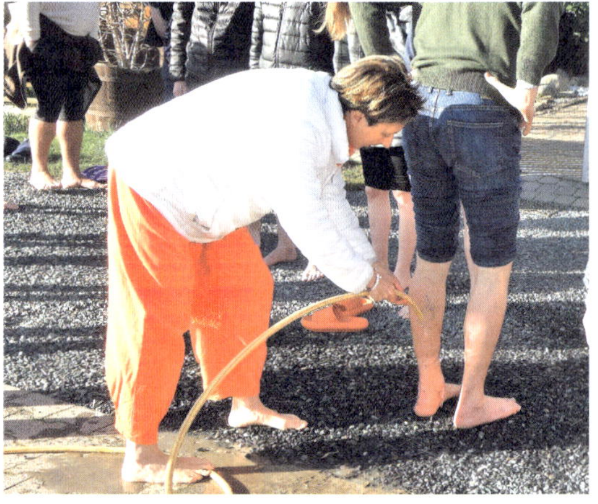

Er heilte sich selbst von einer schweren Lungenerkrankung durch Barfußlaufen und Baden in einem kalten Fluss. Er entwickelte seine natürlichen Methoden weiter und heilte damit unzählige Patienten.

Noch heute sind seine einfachen Anwendungen ein Standbein der Medizin und so wirkungsvoll, dass sie nicht durch Medikamente oder teure Therapien ersetzt werden können.

Normale Druckbelastung der Reflexzonen im Stand

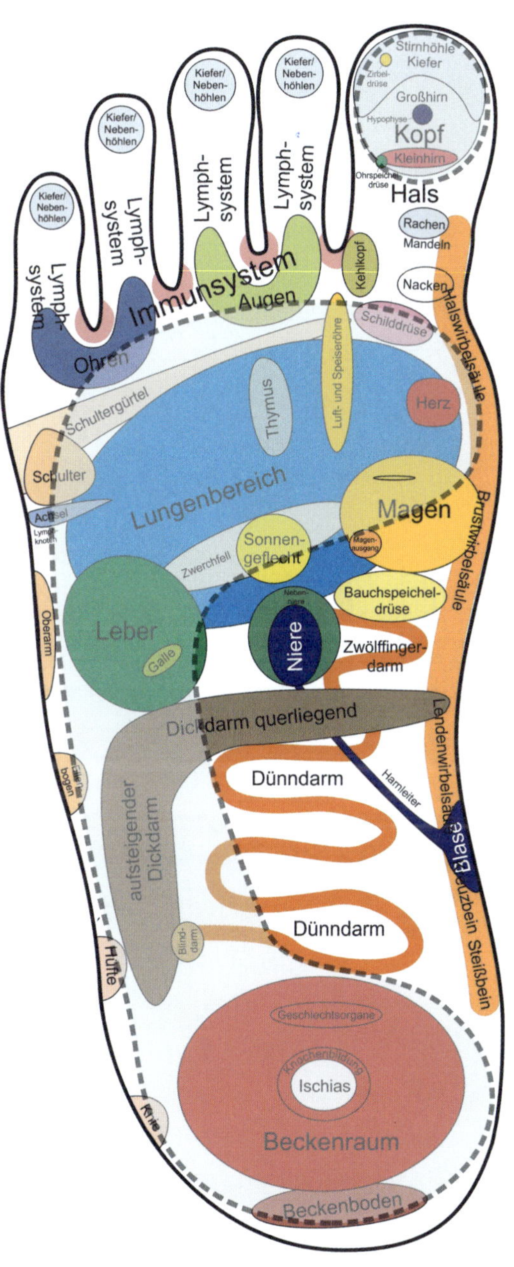

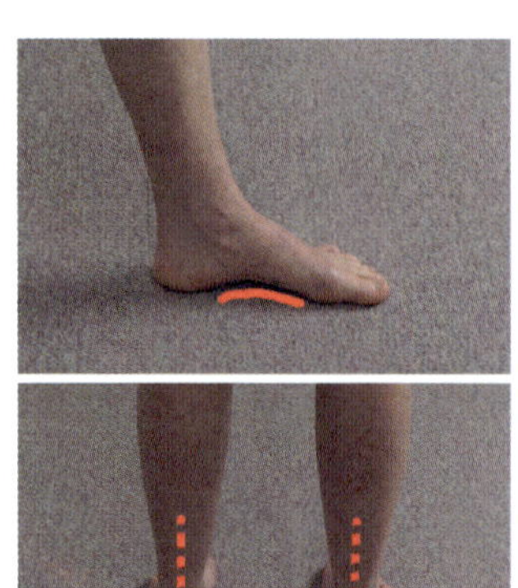

Normale
Fußwölbung

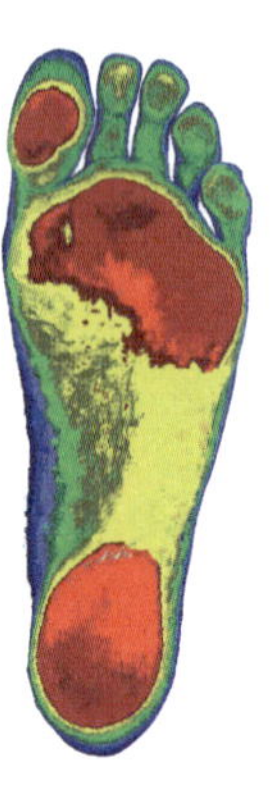

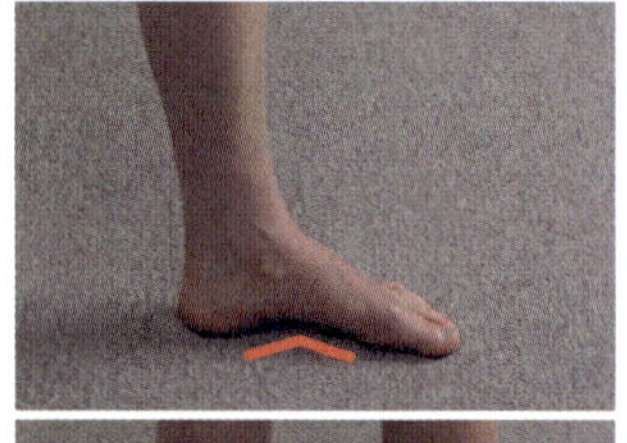

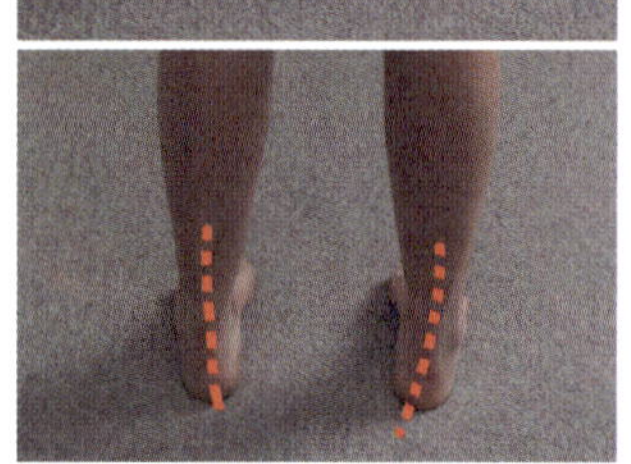

Knickfuß,
Hohlfuß,
Supination

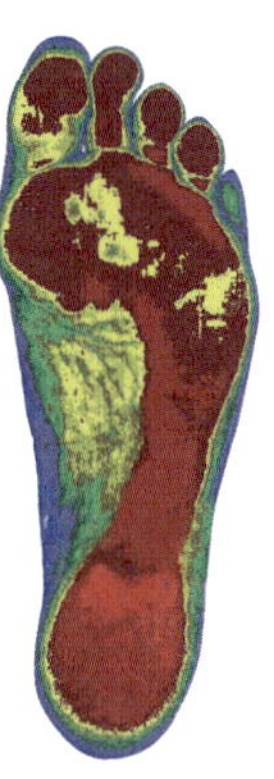

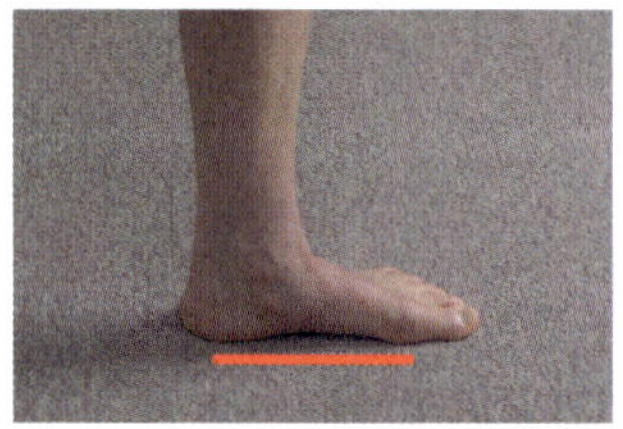

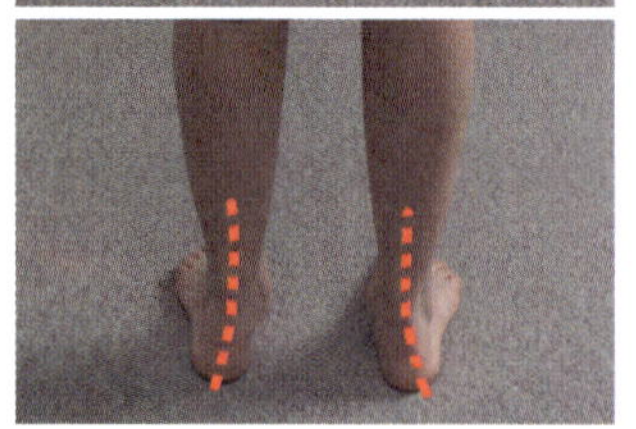

Plattfuß,
Senkfuß,
Pronation

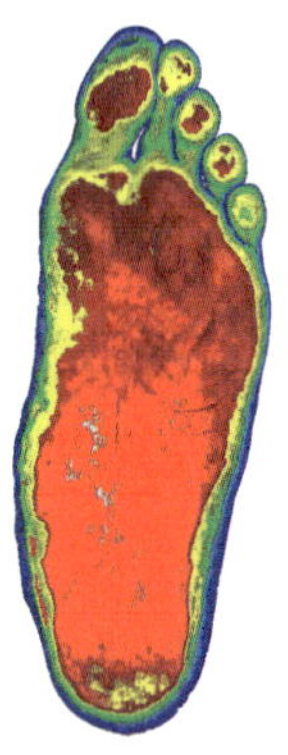

Gesunde Abrollkurve

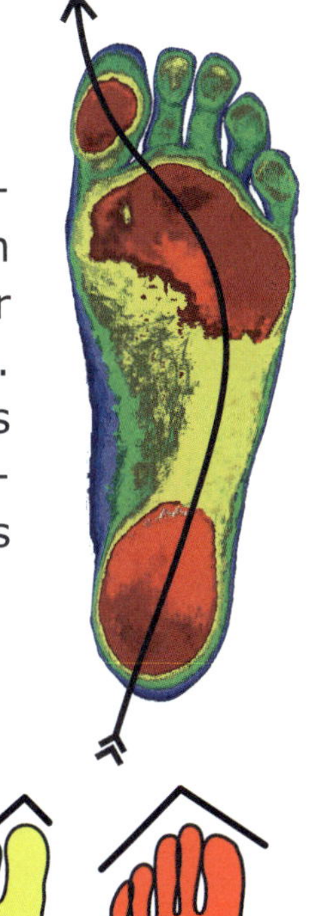

Bei einer gesunden Gangbewegung verläuft die Abrollbewegung von der Ferse in einem leichten harmonischen Bogen über die Fußaußenseite hin zum großen Zeh. Für die energetische Versorgung des Körpers und natürlich auch für die Druckbelastung des Skelettsystem ist dieses Abrollen absolut überlebenswichtig!

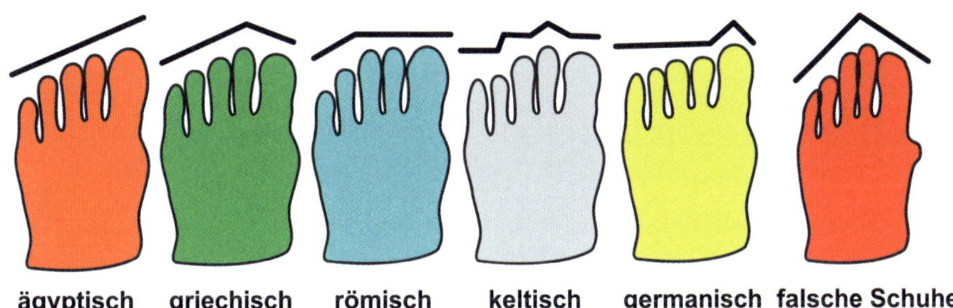

Falsche Schuhe können die Reflexzonen negativ beeinflussen. Vor allem zu enge und spitze Schuhe schaden den Kopfzonen. In China ließen die früheren Kaiser die Füße der Frauen über Generationen einbinden. Die Zehen verkrüppelten dadurch, die Gehirnzonen schrumpften und man hielt das Volk dumm. Man vermutet, dass die Schlitzaugen dadurch entstanden sind. Jetzt wo die Füße nicht mehr eingebunden werden, werden auch die Augen wieder größer.

Wovon ich auf jeden Fall abraten möchte, sind spezielle Schuhe die angeblich die Reflexzonen stimulieren sollen.

Ohr-Reflexzonen

Das Ohr ist wie die Hände und Füße ein sehr sensibles Sinnesorgan mit sehr vielen Nervenenden. Es ist damit sehr empfänglich für die Reflexzonentherapie, allerdings auch nicht so einfach zu behandeln.

Erstens wegen der Empfindlichkeit, man muss sehr sorgfältig und richtig arbeiten, zweitens auch wegen der Größe des Ohres. Wer große Hände und dicke Finger hat, wird sich hier vielleicht schwertun. Man sollte sich in diesem Fall ein speziell gefertigtes Ohrtherapiestäbchen aus Holz besorgen. Bergkristallmassagestäbe eignen sich auch sehr gut.

Ein Anfänger sollte erst etwas Erfahrung durch das Üben an Händen und Füßen sammeln, bevor er sich den Ohren widmet.

Die Zonen am Ohr kann man, wenn man sich einen liegenden Embryo im Mutterleib vorstellt, leicht zuordnen. Ein Embryo liegt zusammengerollt mit dem Kopf nach unten – und genauso sind die Zonen am Ohr angeordnet. Die Zonen von der rechten und linken Seite sind hier fast identisch und unterscheiden sich nicht wesentlich voneinander. Deswegen ist hier nur eine Abbildung.

Wenn Sie sich selbst behandeln, beginnen Sie eine Massage am Ohrrand oder auch Ohrkrempe (gekrempelter Rand der Ohrmuschel) genannt bis nach unten zum Ohrläppchen. Dann immer rund herum weiterarbeiten und immer weiter von außen nach innen wandern.

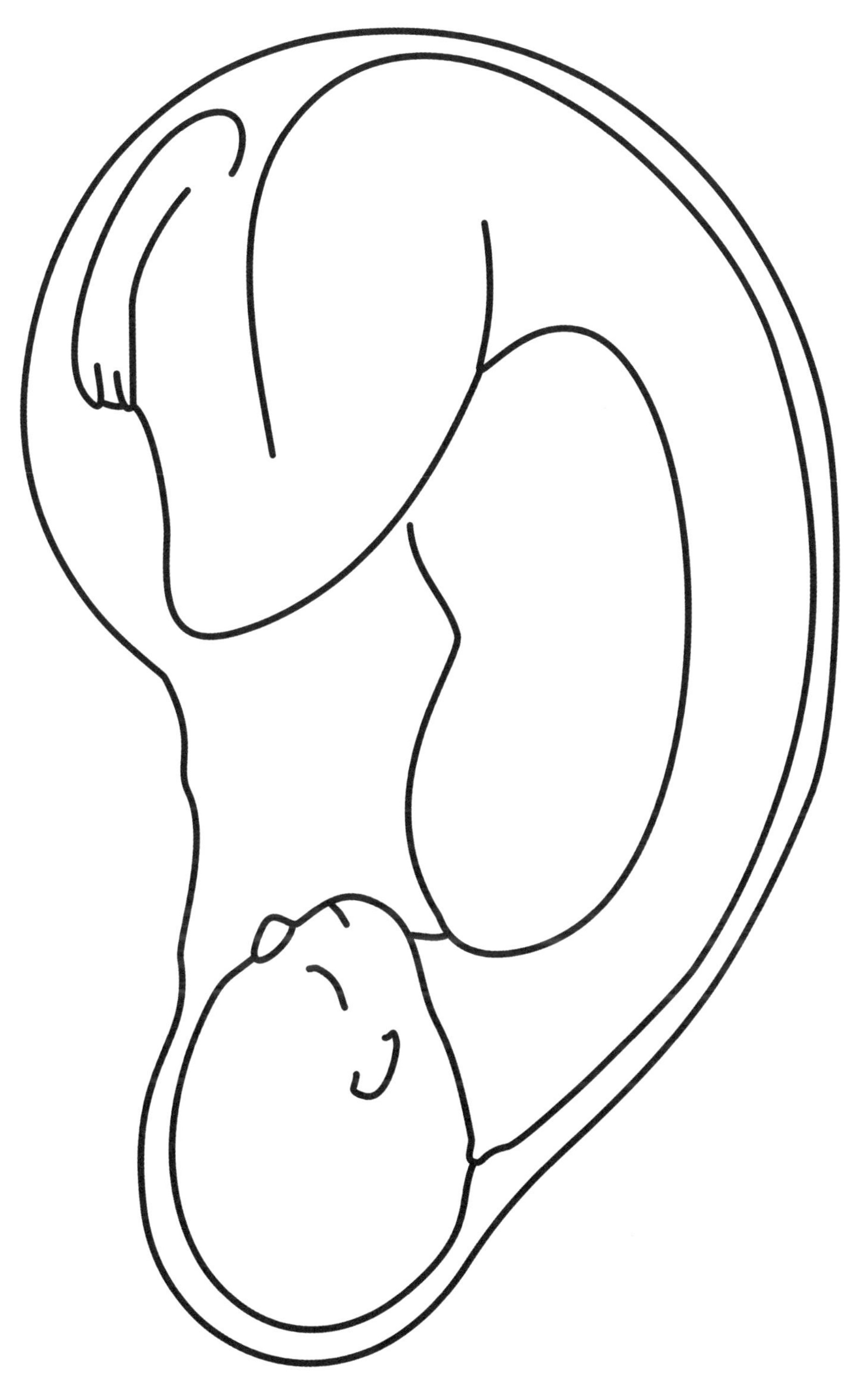

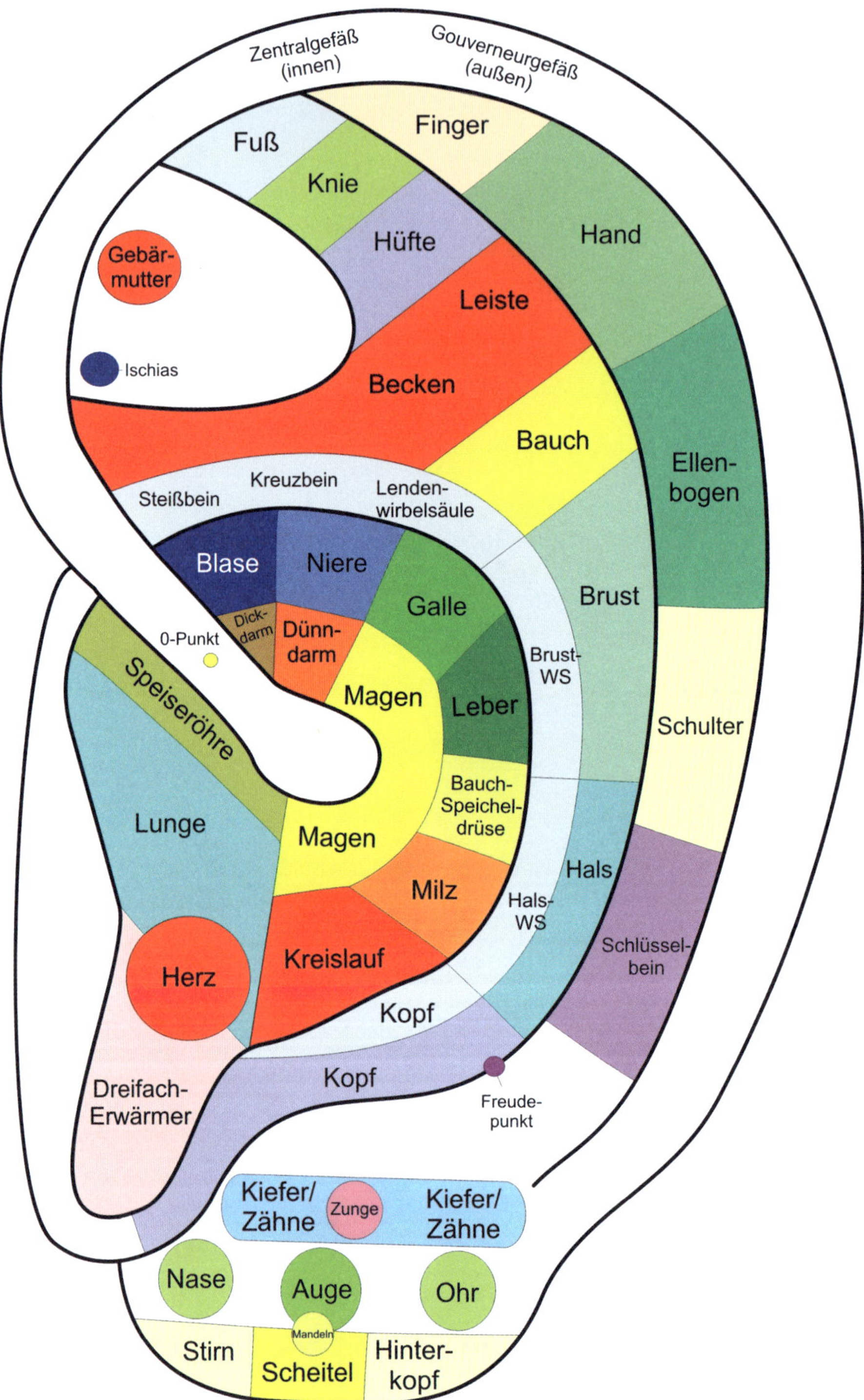
Zentralgefäß
(innen)
Gouverneurgefäß
(außen)
Fuß
Knie
Finger
Hüfte
Hand
Gebär-
mutter
Leiste
Ischias
Becken
Bauch
Ellen-
bogen
Kreuzbein
Steißbein
Lenden-
wirbelsäule
Blase
Niere
Galle
Brust
Dick-
darm
Dünn-
darm
0-Punkt
Brust-
WS
Speiseröhre
Magen
Leber
Schulter
Bauch-
Speichel-
drüse
Lunge
Magen
Milz
Hals
Hals-
WS
Schlüssel-
bein
Herz
Kreislauf
Kopf
Kopf
Dreifach-
Erwärmer
Freude-
punkt
Kiefer/
Zähne
Zunge
Kiefer/
Zähne
Nase
Auge
Ohr
Mandeln
Stirn
Scheitel
Hinter-
kopf

Irisdiagnose

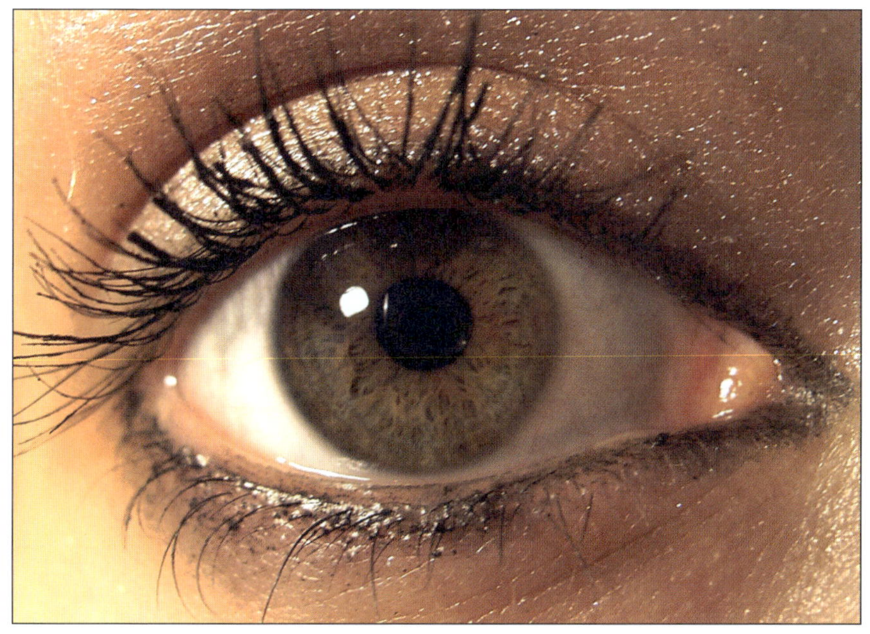

»Die Augen sind der Spiegel der Seele.«

Die Irisdiagnose ist eine wunderbare Möglichkeit, Erkrankungen, gesundheitliche Störungen und psychische Probleme bei Mensch und Tier direkt zu erkennen. Das Anschauen der Regenbogenhaut im Auge eröffnet dem Betrachter die tiefsten und konkretesten Einblicke.

Sie ist eine Hinweis-Diagnostik, die auf Beobachtung und Erfahrung beruht und die man bis etwa 2000 v. Chr. zurückverfolgen kann.

Das Auge ist eines unserer wichtigsten und sensibelsten Sinnesorgane. Es gibt über die Reflexzonen Hinweise auf mögliche Störungen und Belastungen des Körpers.

Die Iris ist die einzige Stelle des Körpers, an der man das Bindegewebe direkt sehen kann. Schwächen, eine bereits angelegte Krankheitsbereitschaft und Probleme an Organen und bestimmten Körperbereichen sind dort deutlich und schon frühzeitig erkennbar. Ebenfalls lassen sich psychische und seelische Eigenschaften ablesen. Es ist eine sehr genaue und exakte Diagnosemethode und könnte uns viele kostspielige Untersuchungen, belastende Röntgenbestrahlungen und andere gesundheitsbeeinträchtigende Diagnosemethoden der Schulmedizin ersparen. Leider wird die Irisdiagnose von den Krankenkassen und der Ärztekammer noch nicht anerkannt und zugelassen. Genauso wenig werden Akupunktur, die Reflexzonentherapie oder die Geistheilung als Heilmethode verordnet. Die Wissenschaftler können einfach nicht damit umgehen, und es gibt genügend Interessengruppen, die eine Erforschung dieser Hilfen regelrecht verhindern. Angst vor Umsatzverlust?

Hier ist aber eine große Wende zu verzeichnen, denn die schulmedizinisch austherapierten und aufgegebenen Fälle erfahren durch die sanften Methoden unglaubliche Heilabläufe, die sich nicht mehr wegdiskutieren lassen. Unsere Gesellschaft muss umdenken! Neue Maßstäbe und Werte müssen gesetzt werden, damit sich das Gute durchsetzen kann.

Heilen Sie daher auf keinen Fall im Verborgenen oder hinter vorgehaltener Hand. Erzählen Sie jedem, was Sie machen und auf welche Weise Sie helfen wollen und schon erfolgreich geholfen haben. Die Unwissenden brauchen Sie als Informanten!

Für die professionelle Ausübung der Irisdiagnose benötigt man eine Ausbildung oder ein Studium. Sie sollte richtig und exakt beherrscht werden. Allerdings kann auch ein Anfänger mit meinen nachfolgenden Hinweisen vieles bereits deutlich erkennen und sich und anderen damit helfen.

In der Iris kann man sehr gut auch vergangene Erkrankungen erkennen, sowie die momentanen oder die zukünftigen. Je mehr Sie sich damit beschäftigen und Ihre Beobachtungsgabe schärfen, umso treffsicherer werden Sie in der Auswertung. So ist es bekanntlich mit allem.

Nehmen Sie ein Vergrößerungsglas und schauen Sie Ihre Augen im Spiegel an. Achten Sie hier darauf, dass alles spiegelverkehrt ist.

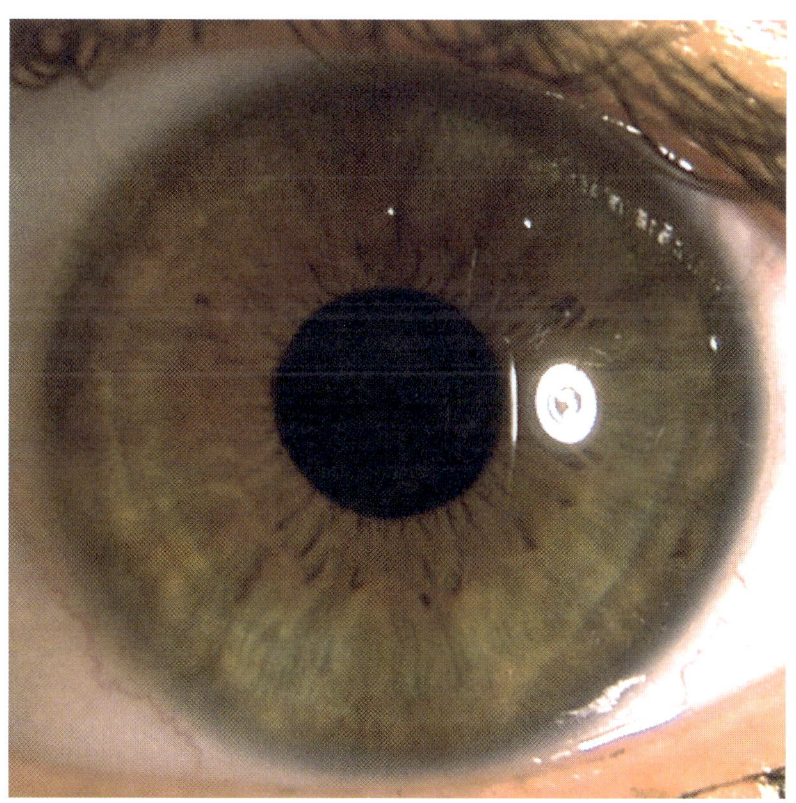

Wer einen Computer und eine Digitalkamera hat, kann es auch über Fotos machen. Sie brauchen heute eigentlich keine professionelle Ausrüstung mehr, nur eine Kamera mit einer guten Makrofunktion. Gehen Sie so dicht wie möglich an das Auge heran. Schalten Sie den Blitz aus und machen ein Foto. Wenn dieses eine gute Auflösung hat, erkennen Sie am Computermonitor ein perfektes Bild Ihrer Augen. Das ist sehr einfach und so kann man direkt mit der Auswertung beginnen.

Wenn Sie Veränderungen erkennen, vergleichen Sie diese mit den nachfolgenden Tabellen.

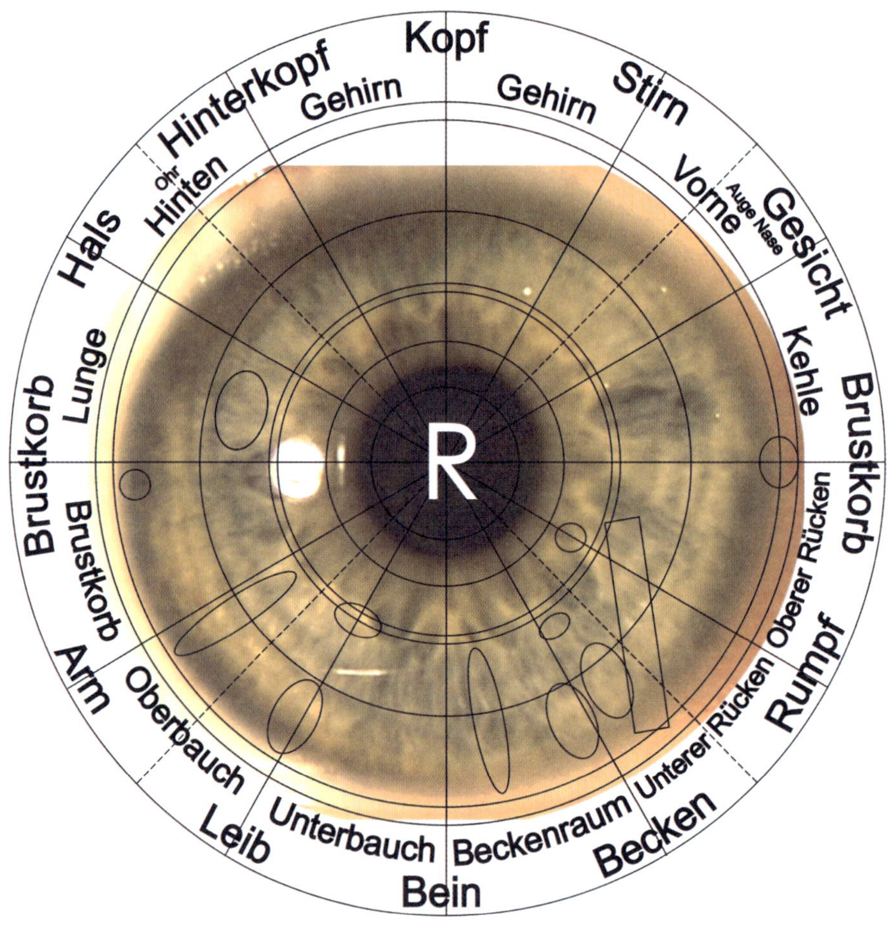

Übrigens, wie bei der ganzen Reflexzonentherapie zeigt das rechte Auge nicht nur die rechte Körperseite, sondern auch die linke an. Die Sehnerven kreuzen sich zur gegenüberliegenden Seite. Denken wir an die beiden Gehirnhälften (Hemisphären), wo die austretenden Nervenbahnen zum größten Teil auch die gegenüberliegende Körperseite versorgen.

Bei der Diagnose zeigt sich also bei einem Auge auch wieder die Beschaffenheit des ganzen Menschen.

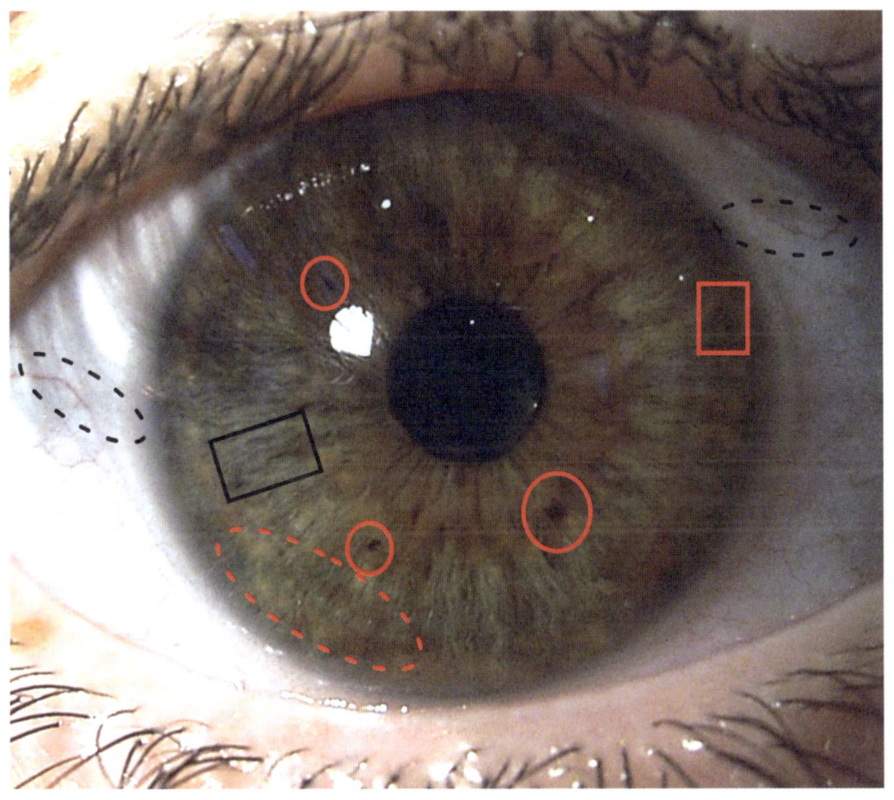

Iriszeichen: Flecke, Lücken, Krampfringe und Adern.

Rechte Iris

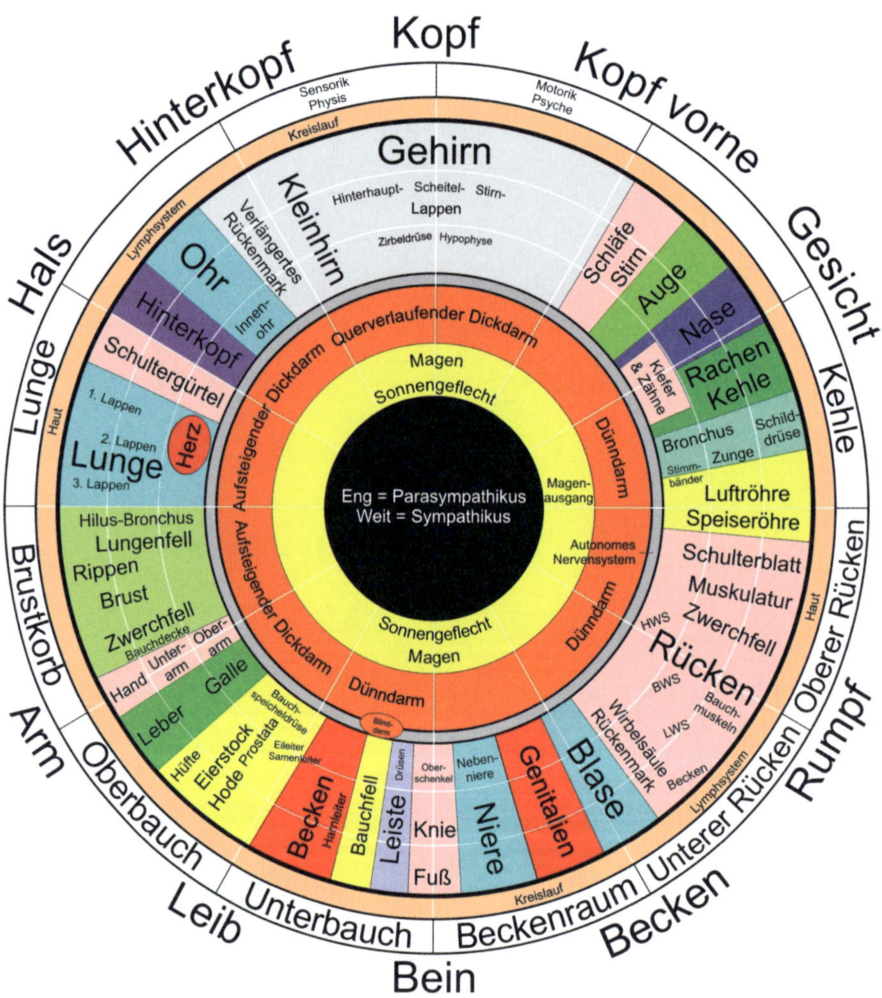
Kopf
Kopf vorne
Gesicht
Kehle
Oberer Rücken
Rumpf
Unterer Rücken
Becken
Bein
Leib
Arm
Brustkorb
Lunge
Hals
Hinterkopf
Sensorik
Physis
Motorik
Psyche
Kreislauf
Lymphsystem
Haut
Gehirn
Hinterhaupt- Scheitel- Stirn-
Lappen
Zirbeldrüse Hypophyse
Kleinhirn
Verlängertes Rückenmark
Ohr
Innen-ohr
Hinterkopf
Schultergürtel
1. Lappen
2. Lappen
Lunge
3. Lappen
Herz
Hilus-Bronchus
Lungenfell
Rippen
Brust
Zwerchfell
Bauchdecke
Hand
Unter-arm
Ober-arm
Leber
Galle
Bauch-speicheldrüse
Hüfte
Eierstock
Hode
Prostata
Eileiter
Samenleiter
Becken
Harnleiter
Bauchfell
Leiste
Drüsen
Ober-schenkel
Knie
Fuß
Neben-niere
Niere
Genitalien
Blase
Wirbelsäule
Rückenmark
Becken
LWS
BWS
HWS
Rücken
Bauch-muskeln
Zwerchfell
Muskulatur
Schulterblatt
Speiseröhre
Luftröhre
Stimm-bänder
Zunge
Bronchus
Schild-drüse
Rachen
Kehle
Kiefer & Zähne
Nase
Auge
Schläfe
Stirn
Querverlaufender Dickdarm
Aufsteigender Dickdarm
Dünndarm
Blind-darm
Magen
Sonnengeflecht
Magen-ausgang
Autonomes Nervensystem
Eng = Parasympathikus
Weit = Sympathikus

Linke Iris

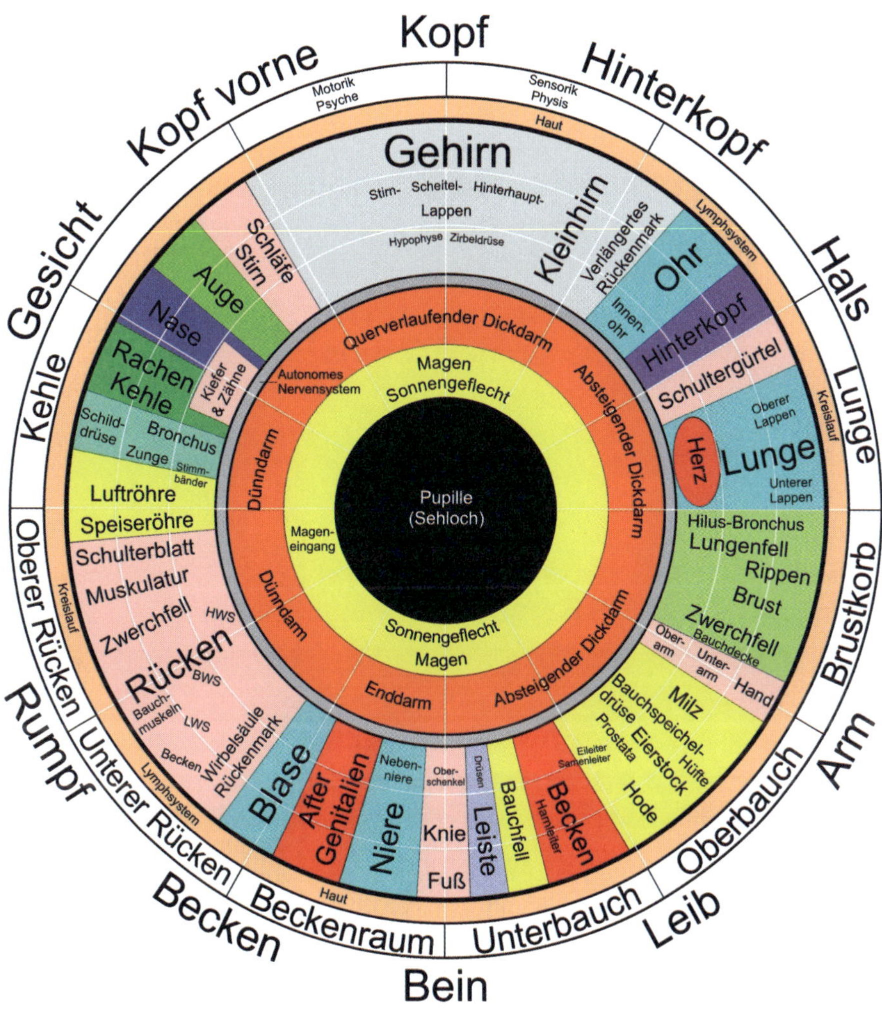

Kopf
Kopf vorne
Hinterkopf
Motorik
Psyche
Sensorik
Physis
Haut
Gehirn
Stirn- Scheitel- Hinterhaupt-
Lappen
Hypophyse Zirbeldrüse
Kleinhirn
Verlängertes Rückenmark
Lymphsystem
Hals
Ohr
Innen-ohr
Hinterkopf
Schultergürtel
Lunge
Kreislauf
Oberer Lappen
Herz
Lunge
Unterer Lappen
Hilus-Bronchus
Lungenfell
Rippen
Brust
Zwerchfell
Bauchdecke
Brustkorb
Ober-arm
Unter-arm
Hand
Arm
Milz
Bauchspeichel-drüse
Hüfte
Eierstock
Prostata
Hode
Eileiter
Samenleiter
Oberbauch
Leib
Becken
Harnleiter
Bauchfell
Drüsen
Leiste
Ober-schenkel
Knie
Fuß
Neben-niere
Niere
Genitalien
After
Blase
Unterbauch
Bein
Beckenraum
Haut
Becken
Unterer Rücken
Rumpf
Lymphsystem
Wirbelsäule
Rückenmark
Becken
Bauch-muskeln
LWS
Rücken
BWS
HWS
Zwerchfell
Muskulatur
Schulterblatt
Kreislauf
Oberer Rücken
Speiseröhre
Luftröhre
Stimm-bänder
Zunge
Bronchus
Schild-drüse
Kehle
Rachen
Kehle
Kiefer & Zähne
Nase
Auge
Schläfe
Stirn
Gesicht
Querverlaufender Dickdarm
Absteigender Dickdarm
Absteigender Dickdarm
Enddarm
Dünndarm
Dünndarm
Autonomes Nervensystem
Magen
Sonnengeflecht
Mageneingang
Sonnengeflecht
Magen
Pupille
(Sehloch)

Iriszeichen

Pupille:

Eine Entrundung der Pupille zeigt Störungen des Nervensystems an. Ist die Pupille verlagert, also nicht mehr in der Mitte, deutet dies auf nervliche Belastung, Unruhe oder Stress hin.

Flecken, Flocken, Hügel:

Zeigen Belastungen, Ablagerungen, Stoffwechselstörungen im entsprechenden Körperbereich an.

schwarz (Lücke)	- Belastung, allgemeine Durchblutungsstörung
braun, blau	- Leber
blau, grau	- Lymphe
orange	- Bauchspeicheldrüse
gelb, braun	- Fett
gelb, weiß	- Harnsäure, Leber
weiß	- Harnsäure

Blutgefäße:

Rote Blutgefäße am Außenrand zeigen akute Störungen oder momentane Überlastungen an.

Lücken, Löcher und Streifen:

Zeigen Schwächen, wie zum Beispiel Bindegewebsschwächen, des entsprechenden Körperbereiches an.

Strahlen:

Weiße Strahlen zeigen Harnsäureablagerungen an. Blutgefäße zeigen Belastung, und Risse deuten auf eine allgemeine Schwäche des zugeordneten Bereiches hin.

Ringe:

Innerer Ring - Ein innerer Ring zeigt den Magen- und Darmbereich an.

- unregelmäßig = Belastung in diesem Bereich
- erweitert = Bindegewebsschwäche
- hell = nervöser Magen

Äußerer Ring - Ein Ring ganz außen zeigt die Körperoberfläche und die Haut an.

- ein verstärkter dunkler Ring = Hautprobleme
- weiß-grauer Ring = Altersring
- ein Ring im äußeren Drittel = Salzring, durch zu viel Salz, hohen Blutdruck oder durch Nierenprobleme

Krampfringe - Es sind mehrere weiße unnatürliche Ringe in der Iris verteilt.

- sie zeigen Verkrampfungen, Krampfanfälle oder Verspannungen allgemein
- Durchblutungsstörungen, allgemeine Schwäche
- Probleme des Zentralnervensystems
- Depressionen

Grauer Star:

Eintrübung der Linse.

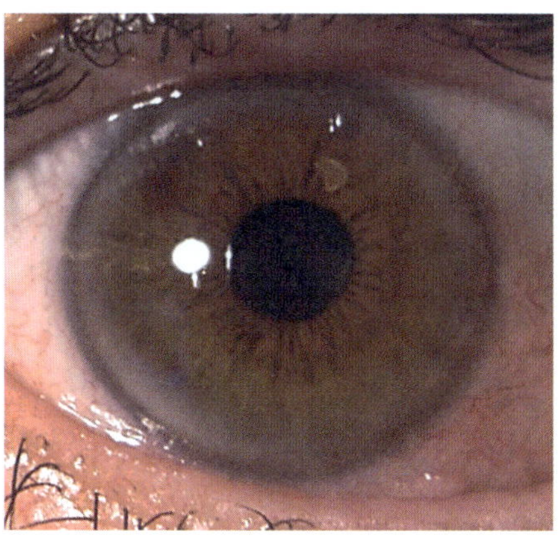

Man erkennt graue Schleier, die meistens zusammenhängend an einer Seite des Auges beginnen und das Sehfeld der Person einengen. Nicht zu verwechseln mit dem Altersring. Nach meinen Erfahrungen kann man sich durch eine Umstellung der Ernährung hier gut helfen, da der graue Star sich durch eine Verschlackung der Körpersäfte entwickelt. Ansonsten kenne ich den Geistheiler Rubens Faria, der das in ein paar Sekunden mit Geistchirurgie beheben kann.

Übrigens durch ein gezieltes Augentraining und verbesserte, vitaminreiche Ernährung ließen sich bei bis zu 50 Prozent der Menschen Brillen vermeiden. Bei der anderen Hälfte der Brillenträger könnte die Stärke der Gläser im Laufe der Zeit reduziert werden.

Wie schon gesagt, die Augen spiegeln die Seele und alles was der Mensch gesehen oder erlebt hat. Jede Körperzelle ist Ausdruck des Gesamtbewusstseins. An den Augen können Sie alles ablesen, was den Menschen bedrückt oder gerade bewegt. Nehmen Sie sich Zeit um die Augen des Klienten auch einmal als Ganzes zu betrachten und ihm freundlich und liebevoll in die Augen zu blicken.

Neuste Forschungen haben übrigens herausgefunden, dass die Augenstörung „Makuladegeneration“ von den Zahnfüllungen kommen soll.

Das innere Auge zeigt uns oft mehr,
als dass das sehende je im Stande ist.
Stefan Wittlin

Zungendiagnose

Die Zungendiagnostik (She-Zhen) ist ein wichtiges Diagnoseinstrument der Traditionellen Chinesischen Medizin (TCM). Farbe, Beläge, Beweglichkeit und Feuchtigkeit der Zunge verraten viel über Ihren Gesundheitszustand.

Dabei stehen die verschiedenen Organe mit bestimmten Bereichen der Zunge in Verbindung = Reflexzonen.

Auf der Vorderseite der Zunge mehr die vorne liegenden Organe und auf der Rückseite der Zunge Wirbelsäule und Zentralnervensystem.

Wobei der Kopf sich an der Zungenspitze befindet und der Beckenraum an der Zungenbasis.

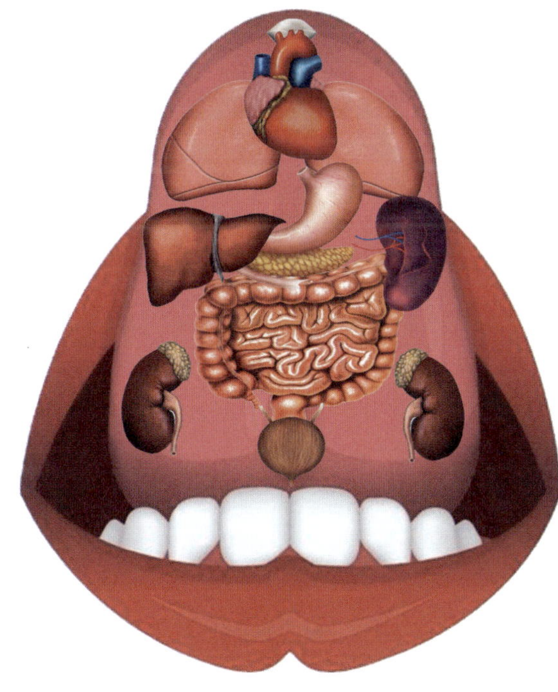

An der Zungenspitze zeigen sich Erkrankungen des Herzens und der Lunge. In der Zungenmitte spiegeln sich Milz und Magen. Die Zungenwurzel entspricht der Niere und die Zungenränder Leber und Galle. So kann die Zungendiagnostik auf Erkrankungen innerer Organe hinweisen.

Reflexzonen der Zunge

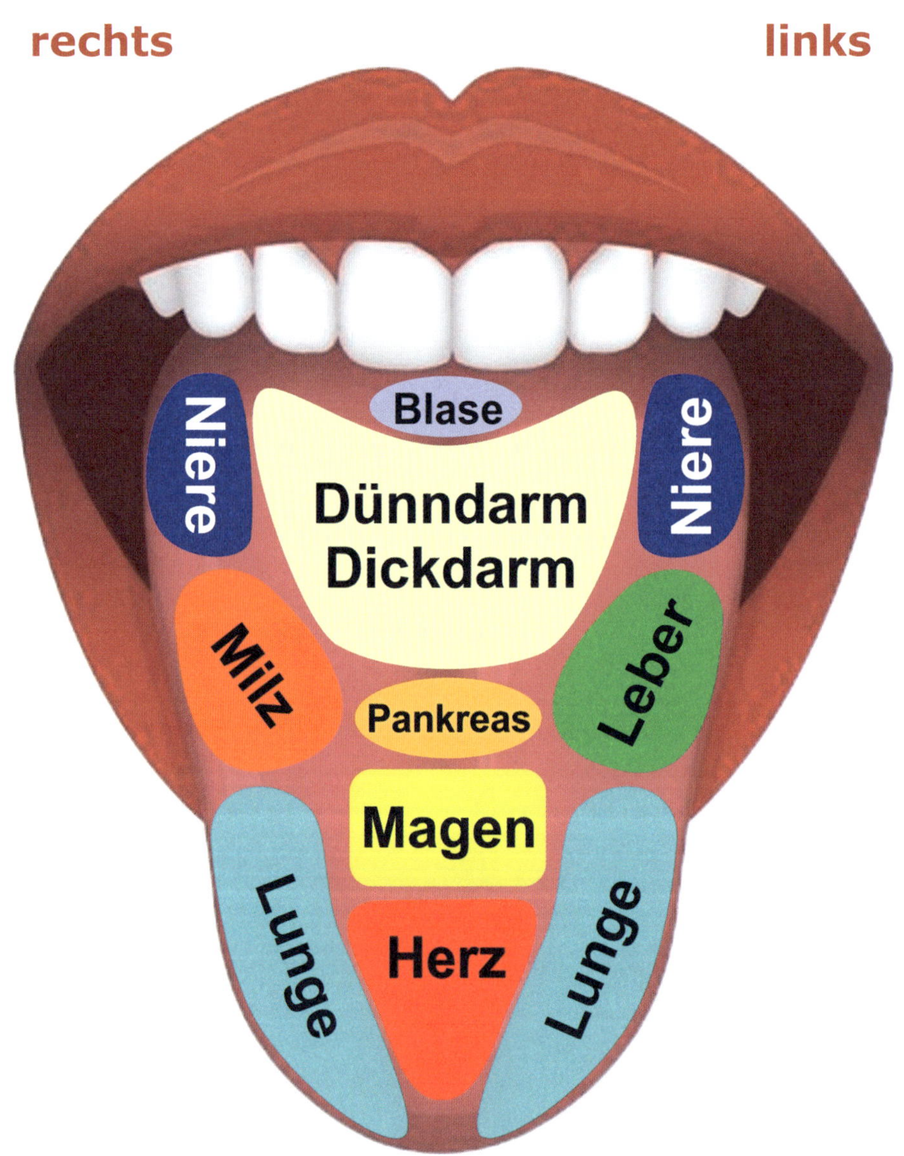

Zungenbeläge setzen sich aus unterschiedlichen Bestandteilen zusammen wie Mikroorganismen, Schüppchen von Hornzellen oder Speisereste. Eine leicht weißlich belegte Zunge ist also normal und kein Grund zur Besorgnis. Ist der Zungenbelag jedoch stark ausgeprägt, fleckig, verfärbt oder begleitet von weiteren Beschwerden, kann dies ein Hinweis auf eine Erkrankung sein. Auch andere Veränderungen, wie Risse oder Bläschen, können durch Krankheiten verursacht werden.

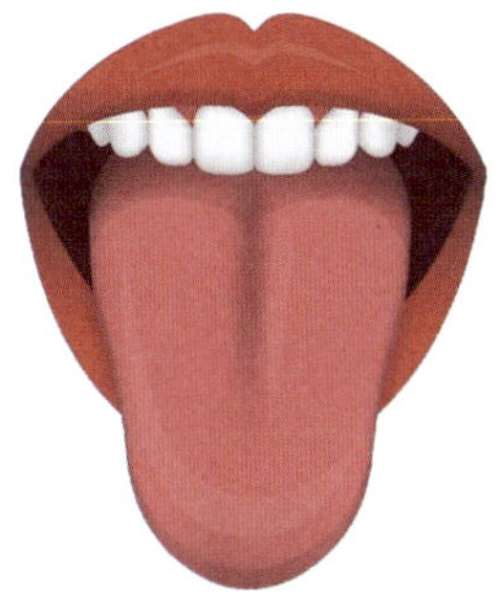

Eine **normale Zunge** ist feucht, rosarot mit leichtem Belag.

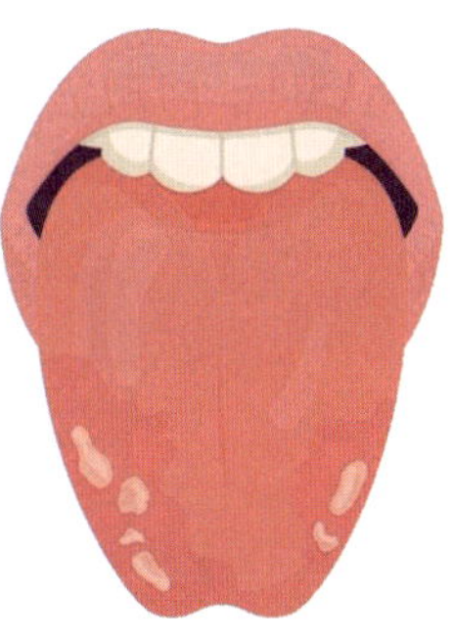

Mundgeschwüre, **Aphthen**, **Ulzera** bedeutet das Vorliegen schmerzhafter Wundstellen im Mund. Auslöser sind Verletzung im Mund, Stress sowie Lebensmittelunverträglichkeiten.

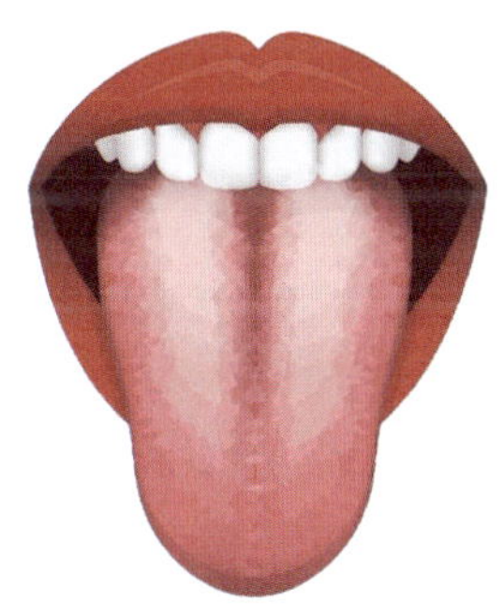

Ist die Zunge von einem **weißen Belag** bedeckt, ist dies ein Infektzeichen, wie eine Erkältung oder Grippe.

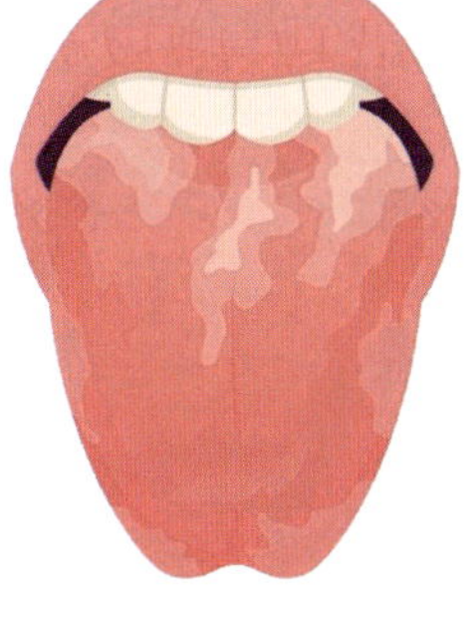

In Kombination mit einer geröteten Zunge oder Mundschleimhaut ist es ein Hinweis auf durch den Hefepilz **Candida** ausgelöste Infektion, die auch als Mundsoor bekannt ist. Dazu kommt ein pelziges oder brennenden Gefühl, Mundgeruch und Schluckbeschwerden. Mundsoor ist äußerst ansteckend. Auch durch eine längere Behandlung mit Antibiotika kann eine weiße Zunge entstehen.

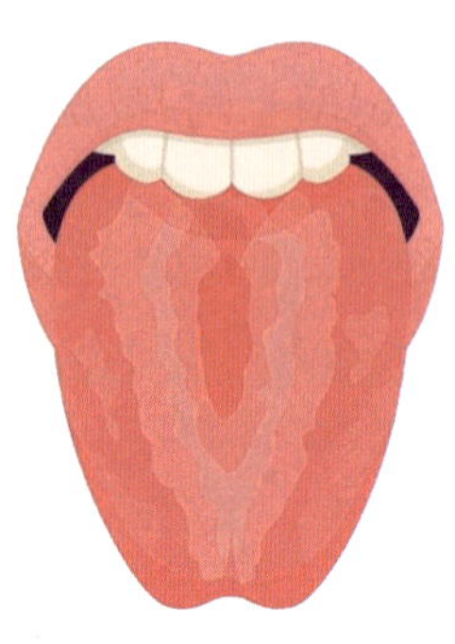

Befindet sich der Belag nur auf beiden Seiten der **Mittelrinne**, kann dies auf eine Erkrankung der Bauchspeicheldrüse hindeuten. Ein schwarzer Zungenbelag kann Folge einer Antibiotikabehandlung sein oder durch Rauchen oder bestimmte Mittel, wie Mundwasser, entstehen.

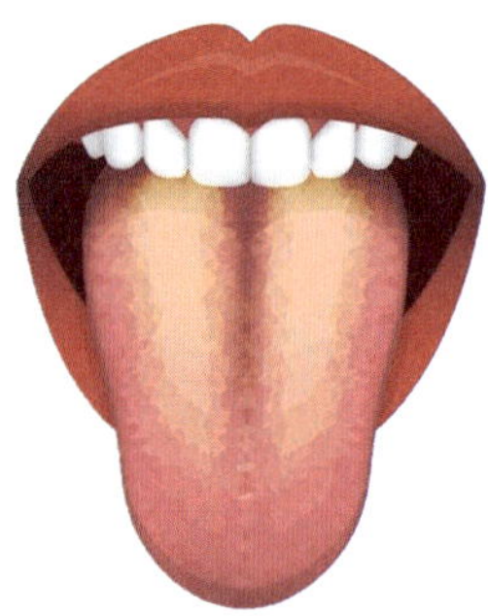

Eine **gelbe Zunge** kann Symptom einer Pilzerkrankung im Mund sein oder auf Leber- und Gallenschäden hinweisen, die auch durch eine Vergiftung entstehen können durch z. B. Chemikalien, Pflanzengifte oder Medikamente.

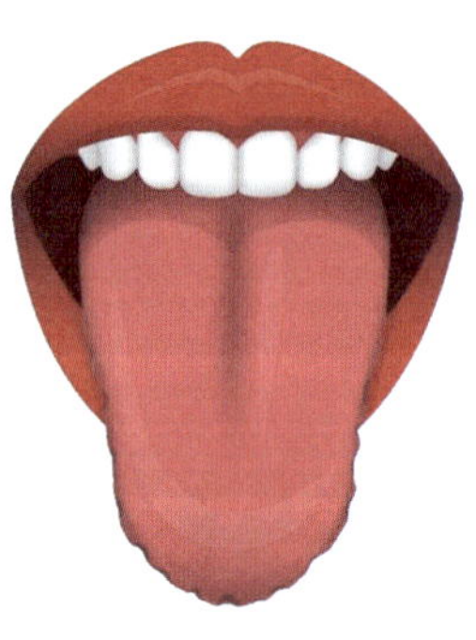

Ist die **Zunge geschwollen**, ist meist eine allergische Reaktion die Ursache. Diese kann durch Nahrungsmittel, Insektenstiche oder bestimmte Medikamente, insbesondere ACE-Hemmer, ausgelöst werden. Häufig sind dann auch Lippen und Mundschleimhäute von der Schwellung betroffen.

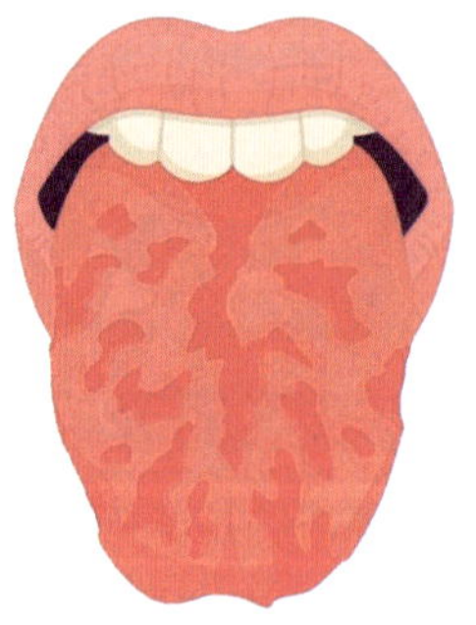

Eine **Faltenzunge** entsteht meist durch Übersäuerung oder zu scharf gewürzte Speisen. Lagern sich in den Falten Essensreste ab, kann es zur Entstehung von

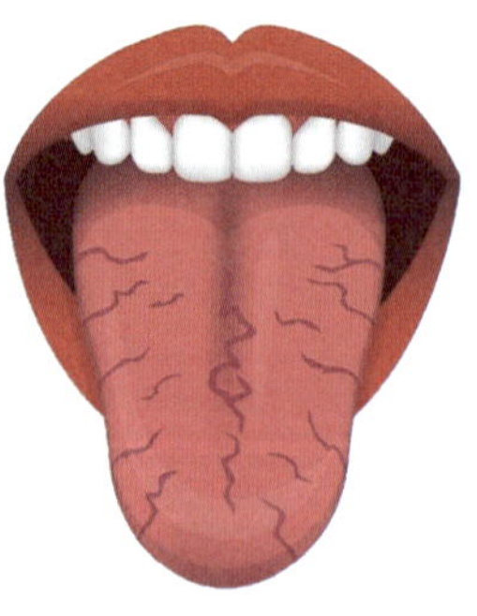

Mundgeruch kommen. **Furchen** in der Zunge können Symptome von Diabetes oder Morbus Crohn sein.

Herpes ist eine durch Viren ansteckende und schmerzhafte Entzündung der Mundschleimhaut. Es bilden sich auch auf der Zunge die typischen kleinen Herpesbläschen.

Den Herpes, den man sieht, ist nur die Spitze des Eisberges. Herpes treibt sein Unwesen im ganzen Körper und sollte unbedingt ausgemerzt werden. Da liebe ich Anthony Williams seine Vorgehensweise.

Die **Geschmacksrezeptoren** liegen ebenfalls in verschiedenen Zungenzonen.

Umami ist übrigens die offizielle Geschmacksrichtung „Köstlich“ oder „Vollmundig“, wie der Geschmack von Käse, Pilzen oder Fleisch.

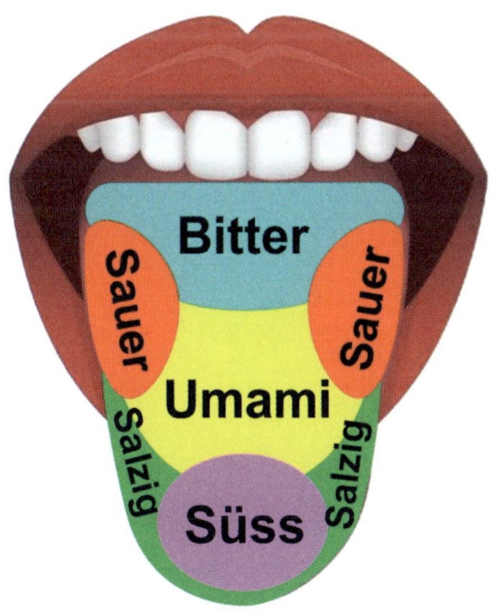

Zahn-Zonen

Reflexzonen oder Strukturen, die miteinander in Kontakt stehen, findet man überall am Körper, nicht nur die hier vorgestellten, sondern unzählbar viele mehr. Dazu gehören die bereits erwähnten Meridiane mit ihren Akupunkturpunkten.

Des Weiteren gibt es Chakren (Energiewirbel) und die Aura, die als Eiform-Energiefeld den Menschen umschließt. Aber auch die Psyche des Menschen, seine Gedanken, Gefühle, Emotionen reflektieren gegenseitig.

Die Zähne korrespondieren ebenfalls über Meridiane und Körperzonen miteinander. Dr. R. Voll untersuchte dies und beschrieb mit Dr. Kramer die Zuordnungen und Zusammenhänge. So konnte er durch Zahnbehandlungen vielen chronisch kranken Menschen helfen.

Dabei müssen die Zähne noch nicht einmal schmerzhaft oder auffällig sein. Es sind oft Amalgamplomben, verdeckte Eiterherde, Wurzelreste oder schief gewachsene Zähne, die den Körper belasten. Diese Zahnherde schwelen oft unbemerkt im Hintergrund.

Zahnherde und Zahnwerkstoffe zählen oft zu den übergeordneten Störfaktoren, ohne deren Beseitigung kein Therapieerfolg einer chronischen Erkrankung möglich ist. Diese Störfelder können z. B. durch toxisch belastetes Knochengewebe in der Umgebung wurzelbehandelter Zähne, durch Wurzelreste, abgestorbenes Knochengewebe, nicht entwickelte Zahnanlagen oder dentale Werkstoffe (vor allem Füllmaterialien, allen voran Amalgam, aber auch Kleber oder metallischer Zahnersatz) entstehen. Im Kiefer können sich in unempfindlichen Bereichen Entzündungen über Jahrzehnte halten und über Leichengifte den Körper nachhaltig schwächen.

In der Reflexzonentherapie sind die Zahnzonen vor allem für diagnostische Zwecke gut geeignet. Man kann durch empfindliche oder schmerzende Zähne und Veränderungen am Zahnfleisch Rückschlüsse auf den Gesundheitszustand der angeschlossenen Organe ziehen. Wenn man noch unverträgliche Füllungen oder verstecke Entzündungsherde im Mund hat, sollte man zum Zahnarzt gehen.

Häufige Symptome für störende Zähne sind allgemeine Schwäche, chronische Krankheiten, Gesichtsschmerzen, Nasennebenhöhlen-, Seh- und Gehörstörungen.

Oft genügt also eine Zahnsanierung, um sich von Organproblemen zu befreien. Auch kann eine Fußreflexzonenmassage Zahnschmerzen auflösen.

Die Hände korrespondieren allerdings am besten mit den Zähnen. Man kann sich sehr gut durch eine Handreflexzonenmassage von allerlei Störungen in Hals, Rachen und Mund befreien. Besonders bei Erkältungen, Asthma, Bronchitis, Mandelentzündungen, Stimmbandproblemen wirkt die Handreflexzonenmassage direkt, vor allem bei akuten Störungen.

Wer chronische Beschwerden hat, sollte allerdings immer die Füße mitbehandeln.

Oberkiefer

Zähne-Bezugszonen

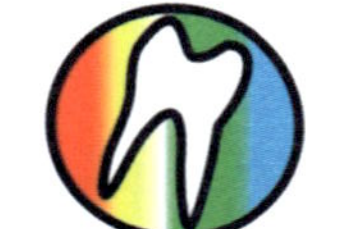

8	7 6	5 4	3	2 1 1 2	3	4 5	6 7	8
Feuer	**Erde**	**Metall**	**Holz**	**Wasser**	**Holz**	**Metall**	**Erde**	**Feuer**
Herz Dünndarm	**Pankreas Magen**	**Lunge Dickdarm**	**Leber Galle**	**Niere Blase**	**Leber Galle**	**Lunge Dickdarm**	**Milz Magen**	**Herz Dünndarm**
Zunge Innenohr	Mund Rachen	Nase	Auge	Ohr	Auge	Nase	Mund Rachen	Zunge Innenohr
Gehirn	Kieferhöhle	Nebenhöhlen	Keilbein	Stirnhöhle	Keilbein	Nebenhöhlen	Kieferhöhle	Gehirn
Nerven Psyche	Speiseröhre	Siebbein-zellen	Mandeln	Rachen-mandel	Mandeln	Siebbein-zellen	Speiseröhre	Nerven Psyche
Drüsen	Brustdrüsen Lymphgefäße	Bronchien Blutgefäße	Eierstöcke Hoden	Unterleib	Eierstöcke Hoden	Bronchien Blutgefäße	Brustdrüsen Lymphgefäße	Drüsen
Hypophyse Vorderlappen	Schilddrüse Nebenschilddr.	Thymus Hypophyse HL	Hypophyse Hinterlappen	Epiphyse	Hypophyse Hinterlappen	Thymus Hypophyse HL	Schilddrüse Nebenschilddr.	Hypophyse Vorderlappen
C7-Th1, Th5-Th7, S1-S3	Th12-L1	C5-C7, Th2-Th4, L4-L5	Th8-Th10	L2-L3 S3-S4	Th8-Th10	C5-C7, Th2-Th4, L4-L5	Th12-L1	C7-Th1, Th5-Th7, S1-S3
Schulter hinten Ellenbogen	Kiefergelenk	Schulter vorne Ellenbogen Daumen	Hand	Steißbein	Hand	Schulter vorne Ellenbogen Daumen	Kiefergelenk	Schulter hinten Ellenbogen
Finger, ISG Zehen	Knie vorne	Großzehe	Knie hinten Hüfte	Knie hinten Fuß	Knie hinten Hüfte	Großzehe	Knie vorne	Finger, ISG Zehen
Freude	Mitgefühl	Loslassen	Kontrolle	Tatkraft	Kontrolle	Loslassen	Mitgefühl	Freude
Kummer Melancholie	Sorge	Trauer	Ärger Wut	Angst	Ärger Wut	Trauer	Sorge	Kummer Melancholie

Pankreas = Bauchspeicheldrüse
Epiphyse = Zirbeldrüse
ISG = Ileosacralgelenk
HL = Hinterlappen

C = Halswirbelsäule (Cervix)
Th = Brustwirbelsäule (Thorax)
L = Lendenwirbelsäule (Lumbo)
S = Kreuzbein (Sacrum)
Co = Steißbein (Coccygis)

8 7 6 5 4 3 2 1 1 2 3 4 5 6 7 8

1 Oberkiefer 2

Rechts — Unterkiefer — Links

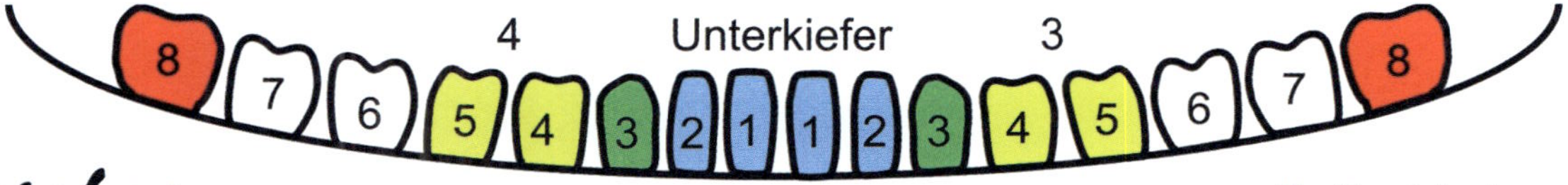

Unterkiefer

Yin: Niere, Leber, Lunge, Milz/Pankreas, Herz.
Yang: Blase, Galle, Dickdarm, Magen, Dünndarm.

8	**7 6**	**5 4**	**3**	**2 1 1 2**	**3**	**4 5**	**6 7**	**8**
Feuer	**Metall**	**Erde**	**Holz**	**Wasser**	**Holz**	**Erde**	**Metall**	**Feuer**
Herz Dünndarm	**Lunge Dickdarm**	**Pankreas Magen**	**Leber Galle**	**Niere Blase**	**Leber Galle**	**Milz Magen**	**Lunge Dickdarm**	**Herz Dünndarm**
Zunge Innenohr	Nase	Mund Rachen	Auge	Ohr	Auge	Mund Rachen	Nase	Zunge Innenohr
Gehirn	Nebenhöhlen	Kieferhöhle	Keilbein	Stirnhöhle	Keilbein	Kieferhöhle	Nebenhöhlen	Gehirn
Psyche	Siebbein-zellen	Speiseröhre	Mandeln	Rachen-mandel	Mandeln	Speiseröhre	Siebbein-zellen	Psyche
Drüsen	Bronchien Blutgefäße	Brustdrüsen	Eierstöcke	Unterleib	Eierstöcke	Brustdrüsen	Bronchien Blutgefäße	Drüsen
Periphere Nerven	Arterien Venen	Lymphsystem Keimdrüsen	Hoden	Nebenniere	Hoden	Lymphsystem Keimdrüsen	Arterien Venen	Periphere Nerven
C7-Th1, Th5-Th7, S1-S3	C5-C7, Th2-Th4, L4-L5	Th12-L1	Th8-Th10	L2-L3 S3-S4	Th8-Th10	Th12-L1	C5-C7, Th2-Th4, L4-L5	C7-Th1, Th5-Th7, S1-S3
Schulter hinten Ellenbogen	Schulter vorne Ellenbogen Daumen	Kiefergelenk	Hand	Steißbein	Hand	Kiefergelenk	Schulter vorne Ellenbogen Daumen	Schulter hinten Ellenbogen
Finger, ISG Zehen	Großzehe	Knie vorne	Knie hinten Hüfte	Knie hinten Fuß	Knie hinten Hüfte	Knie vorne	Großzehe	Finger, ISG Zehen
Freude	Loslassen	Mitgefühl	Kontrolle	Tatkraft	Kontrolle	Mitgefühl	Loslassen	Freude
Kummer Melancholie	Trauer	Sorge	Ärger Wut	Angst	Ärger Wut	Sorge	Trauer	Kummer Melancholie

Farbtherapie

Die Unterstützung der Behandlung mit Licht und Farben kann sehr hilfreich sein.

Jedes Organ und jede Zelle schwingt in seiner eigenen Farbe. Auch der Mensch hat eine persönliche Eigenfrequenz und Farbausstrahlung.

Die Farbtherapie hat wie die Reflexzonentherapie eine lange Geschichte und Entwicklung.

Die Behandlungen mit Farben sind je nach Therapieform unterschiedlich sowie deren Zuordnung zu den Organen und Körperteilen.

Es gibt viele verschiedene Lehrmeinungen über die Farbzuordnungen von Organen. So wird zum Beispiel in der klassischen Farbtherapie Niere und Blase die Farbe Gelb zugeordnet. Schaut man in der Fünf-Elementenlehre nach, so wird gelb Magen und Milz zugeordnet und Blase und Niere eher blau und schwarz. In der Chakrenlehre schwingt der Bereich in Rot.

Das scheint auf den ersten Blick widersprüchlich, ist es aber nicht. Es liegt an der Frequenzebene auf, der untersucht und behandelt wird. Der Mensch ist multidimensional und hat viele Körper.

In bestimmten Ebenen ändern sich auch die Farben der Organe nach der Tageszeit und Arbeitsleistung. Auch die Nahrung ist Farbenergie, die man beim Essen in sich aufnimmt. Die aufgenommenen Substanzen verändern die Energie der Organe und deren Eigenschwingung. Auch die Farben, die man in der Kleidung trägt und mit denen man sich umgibt, verändern einen.

Die meisten Farbzuordnungen in diesem Buch orientieren sich nach der Meridian- und Chakrenlehre. Einige auch nach der klassischen Farblehre oder nach der besten Therapiefarbe. Zum Beispiel sind Nackenprobleme eigentlich mit blau zu behandeln. Die meisten Menschen allerdings haben Nackenverspannungen und hier wirken auch sehr gut die Farben gelb und orange. So finden Sie in den Tabellen manchmal absichtlich unterschiedliche Farbangaben, die auf das Behandeln mit Farbfolien und Edelsteinen abgestimmt sind.

Ich möchte Ihnen hier gute Farbbehandlungsmethoden vorstellen, mit denen Sie immer richtig liegen und alles richtig machen.

Am Anfang ist es nicht ratsam bestimmte Organe nur mit einer Farbe zu behandeln, wenn die Erfahrung fehlt: **Das Richtige zur richtigen Zeit im richtigen Moment zu tun.**

Vielmehr empfiehlt sich eine Behandlung mit allen Grundfarben gleichmäßig und ausgleichend. Die Organe können dann die Schwingungen aufnehmen, die sie benötigen.

Die Grundfarben – **rot**, **orange**, **gelb**, **grün**, **blau**, **violett** – des Regenbogens sind am gesündesten für den Körper. Von sonstigen Farbmischungen zur Behandlung würde ich erst mal absehen. Als Ausnahme kann man noch gold, silber und weiß zur Farbbehandlung dazu nehmen. In weiß sind ja sowieso alle Farben enthalten.

Farbbehandlung mit Buntpapier

Eine ganz einfache Methode zur Farbbehandlung ist: Sie kaufen sich in den Regenbogenfarben Papier im Schreibwarenladen und stellen sich einige Minuten abwechselnd mit nackten Füßen auf dieses Papier. Machen Sie das immer in einer auf- oder absteigenden Farb-Reihenfolge. Also **rot**, **orange**, **gelb**, **grün**, **blau**, **violett** oder **violett**, **blau**, **grün**, **gelb**, **orange**, **rot**.

Nehmen Sie sich Zeit, wenn Sie auf dem Farbblatt stehen und spüren Sie die unterschiedliche Wirkung der Farben auf Ihre Füße und den gesamten Körper. Sie werden überrascht sein. Dies ist eine sehr einfache und wirkungsvolle Heilmethode. Nach diesem Tag, wenn Sie diese Übung gemacht haben, werden Sie Ihren Kleiderschrank ausmisten und sich von vielen Dingen trennen. Schwarz ist keine Farbe die man tragen sollte. Farben sind Energie, Farben sind Fröhlichkeit, Farben sind Leben. In Schwarz und Grau findet man das nicht.

Eine zweite Möglichkeit ist, Sie kaufen sich im Bastelgeschäft halbtransparente Farbfolien, wie man sie für das Basteln und für Martinslaternen verwendet. Dann halten Sie diese Farbfolien, wie in der Übung vorher genannten Regenbogenreihenfolge, vor eine Taschenlampe. Lassen Sie dieses bunte Licht langsam und gleichmäßig auf die Reflexzonen strahlen. Beginnen Sie mit den Fußsohlen und anschließend die Hände. Auch die Ohrzonen können Sie so behandeln. Lassen Sie dabei die Taschenlampe kreisen und in harmonischer Reihenfolge über alle Reflexzonen strahlen. Nehmen Sie sich nach diesen Übungen noch extra Zeit zum Nachwirken.

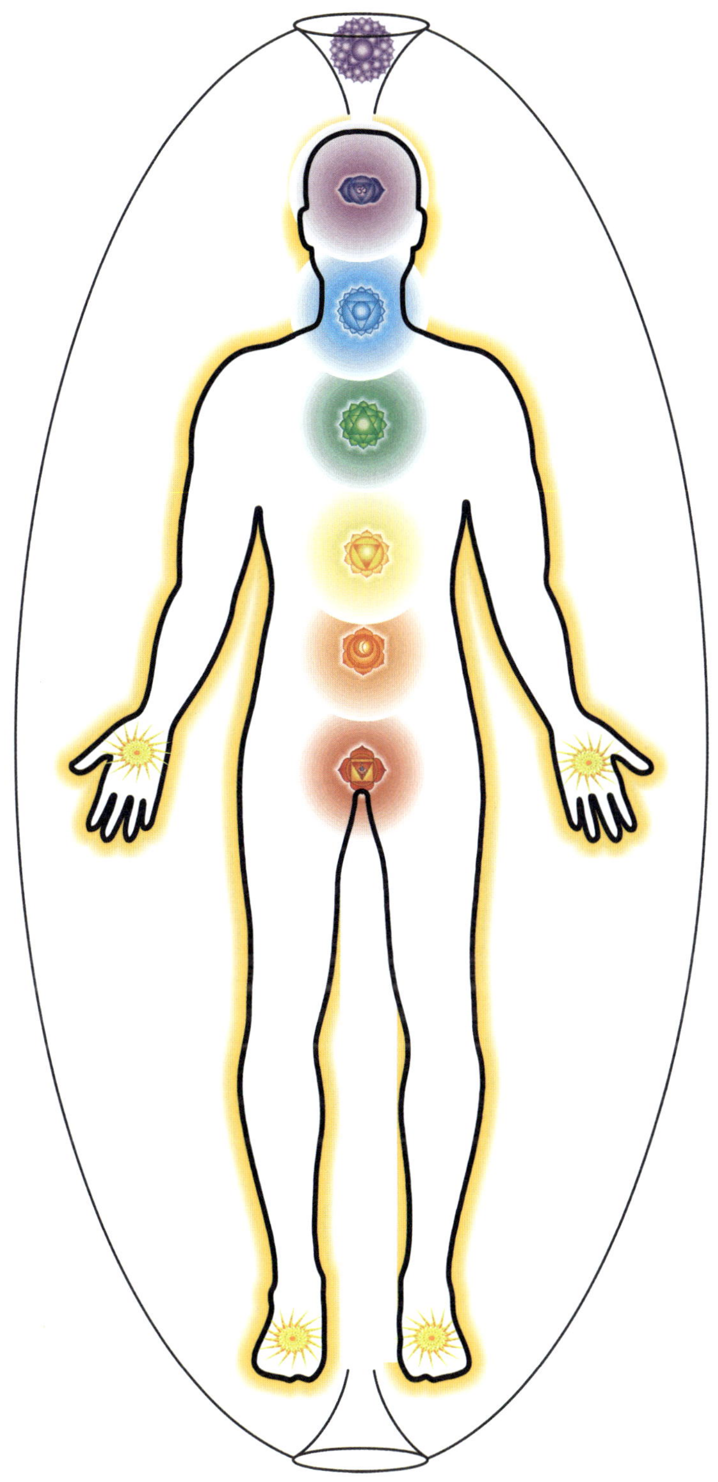

1. Wurzel-Chakra – Rot

Das unterste Hauptenergiezentrum des Menschen hat die tiefste Frequenz und die unterste Farbe des Lichtspektrums. Es ist die pure Kraft und Lebensenergie. Organe, die von dem Energiezentrum hauptsächlich versorgt werden, sind die Wirbelsäule, die Nieren mit den Nebennieren und die Blase, also der urogenitale Bereich.

2. Sakral-Chakra – Orange

Es ist zuständig für Lebensfreude und lässt den eigenen Platz im Universum erkennen. Zugeordnete Organe sind die Sexualorgane und das Immunsystem.

3. Solarplexus-Chakra – Goldgelb

Dieses Chakra ist mit dem Willen zur körperlichen Gesundheit verbunden. Hier entspringt auch die Fähigkeit zum spirituellen Heilen. Es steuert neben den Mikroorganismen auch Magen, Leber, Galle, Bauchspeicheldrüse und die Verdauung.

4. Herz-Chakra – Grün

Es ist das Liebeszentrum und gibt uns die Kraft, alle Bereiche des Lebens mit unserer Liebe zu umfassen. Wichtigstes Chakra in einem Heilprozess. Hauptkraftstrom im Wechsel von irdischer und spiritueller Energie. Das Herzchakra steuert die Regeneration, Zellteilung, Zellerhaltung, das Immunsystem und die den Körper erhaltenden und bildenden Kräfte. Organe sind das Herz, die Thymusdrüse und der obere Rücken.

5. Hals-Chakra – Blau

Es ist das Chakra der Kommunikation und befähigt uns zum Handeln. Wir verfolgen unser Ziel und wirken und bewirken. Organe des Halschakras sind die Schilddrüse, die Bronchien, die Lunge und die Speiseröhre.

6. Stirn-Chakra – Violett

Es steuert die Organe und Sinnesorgane.
Organe, die es versorgt, sind die Hypophyse, der untere Teil des Gehirns, das linke Auge, die Ohren, die Nase und das Nervensystem.

7. Kronen-Chakra – Weiß/Licht

Vereint den Menschen mit seiner Spiritualität. Eröffnet ihm den wahren Existenz Sinn und das Gefühl der Ganzheit. Es harmonisiert alle Organe und Drüsenfunktionen.

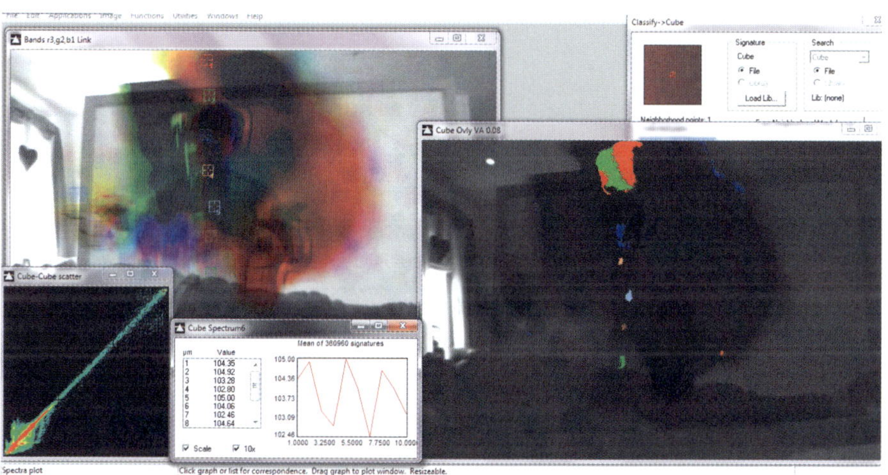

Messungen meiner Chakrenenergie bei einer Geistheilungsbehandlung. Viele Menschen lachen einen aus, wenn man von Chakren erzählt, dabei sind sie seit Jahren wissenschaftlich bewiesen und man kann sie mit Geräten messen.

Farbzuordnung nach den Energiezentren

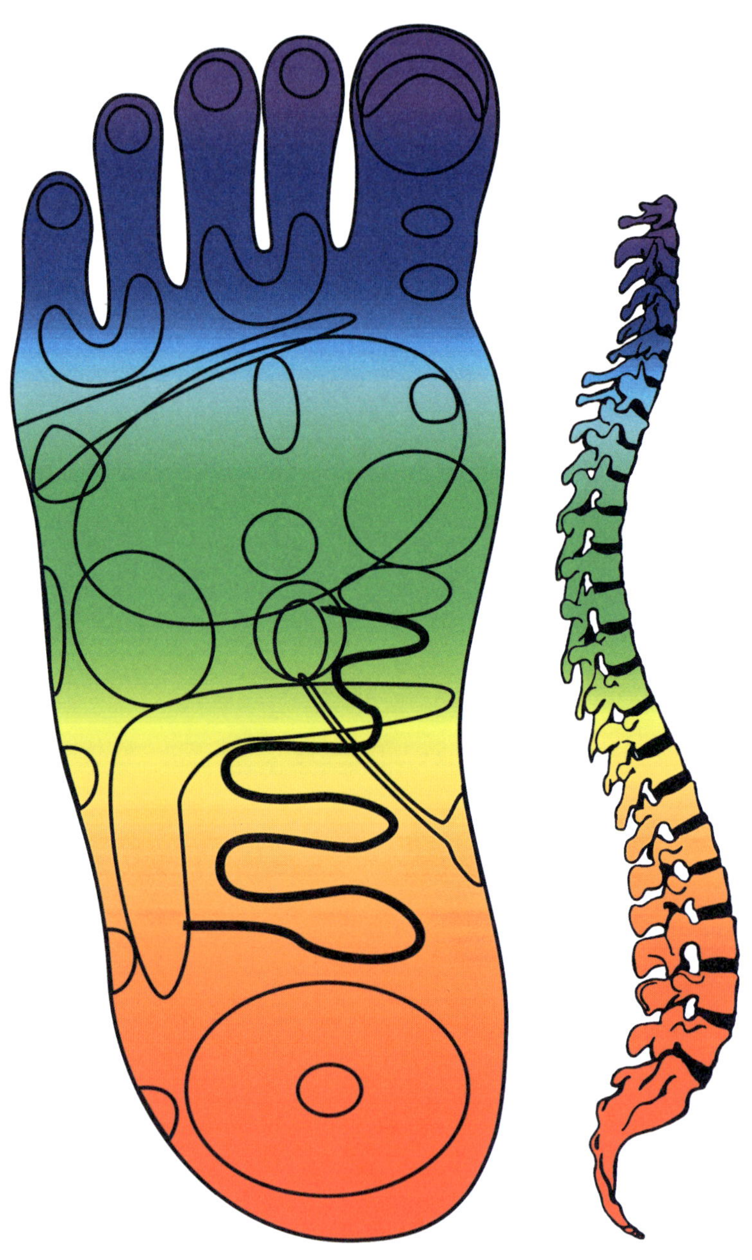

Farbbehandlung mit Edelsteinen

Die Behandlungen mit Edelsteinen sind doppelt wirksam. Edelsteine haben eine bestimmte Farbschwingung und durch ihre einzigartige mineralische Zusammensetzung eine auf den Organismus positive Einwirkung.

Besorgen Sie sich Edelsteine, die in den Regenbogenfarben schwingen. Solche findet man öfters als Chakrasets in den Edelsteinläden. Es sollten Handschmeichler sein oder so genannte Trommelsteine, die ohne Kanten sind und weich geschliffen. Achten Sie bitte darauf, dass ein grün aussehender Stein nicht immer im Grünspektrum schwingt. Fragen Sie am besten den Fachhändler welche Farbe die Steine wirklich haben.

Nehmen Sie die Steine als Massagehilfe und massieren mit jedem Stein 3 Minuten sanft die ganze Fußsohle durch. Immer beide Füße oder beide Hände oder alles zusammen. Auch wieder von rot nach violett oder violett nach rot. Dies ist eine sehr effektive und intensive Behandlungsmethode, die Sie öfters anwenden sollten.

Ich selbst konnte mich, indem ich mir einen Schneeflockenobsidian auf eine gestörte Zone am Fuß klebte, nach meiner Wirbelsäulenoperation von einem schlimmen Nerven-Ameisenkribbeln im Bein befreien. Später auf diese Weise auch vielen Klienten, wo andere Therapien versagten.

Bekannte Heilsteine und ihre Einsatzbereiche

Damit ein Heilstein seine positive Wirkung auf den Körper entfalten kann, muss er passend zu den Beschwerden des Patienten ausgewählt werden. Auch Kombinationen mehrerer Steine sind möglich. Hier eine kleine Auswahl vorab:

- **Amethyst** wird eingesetzt bei Konzentrationsproblemen und Störungen des Nervensystems.
- **Achat** kommt bei Darmbeschwerden sowie Hauterkrankungen zum Einsatz.
- **Rubin** kann bei Herz-Kreislauf-Beschwerden angewandt werden.
- **Citrin** wird zur Unterstützung der Entgiftungsfunktion eingesetzt.
- **Tigerauge** wird gerne bei Stress und Stimmungsschwankungen genommen.
- **Bergkristall** unterstützt das Gefäßsystem.

Farbtherapie durch Barfußlaufen

Die Erde hat alle Farben und Schwingungen in sich, die der Körper braucht. Somit ist die einfachste und beste Reflexzonen- und Farbtherapie das Barfußlaufen auf der Erde. Am besten auf einer Wiese morgens im Sonnenlicht. Die Reflexzonen und Organe bekommen so alle lebensspendende Kraft, die sie am Tag benötigen.

Gezielte Farbbehandlung

Wenn Sie mit den vorher aufgeführten Behandlungsmethoden Erfahrung gemacht haben, können Sie auch einmal direkt mit einer bestimmten Farbe auf eine gestörte Zone einwirken.

Am besten fangen Sie wieder mit den Füßen an. Untersuchen Sie die Fußzonen auf optische und tastbare Veränderungen. Wenn Sie mit einem Partner arbeiten, fragen Sie Ihren Klienten, wo es ihm vielleicht an den Füßen weh tut. Schauen Sie dann diese Stelle auf den Farbtabellen im Buch nach und welche Farbe dort aufgeführt ist. Die Farbe ist eine gesunde und stärkende Farbe für das Organ. Nehmen Sie die Farblampe oder den Edelstein mit der entsprechenden Farbe und halten ihn eine Minute auf die Zone. Wichtig ist, dass der Edelstein vorher einige Minuten in Ihrer Hand angewärmt wurde. Anschließend befragen Sie Ihren Klienten wie er sich fühlt und spüren der Wirkung nach. Das Ganze können Sie dreimal wiederholen.

Ist die Zone besonders warm oder entzündet nehmen Sie eine kühlende Farbe, zum Beispiel blau oder violett und wiederholen die Übung genauso. Also dreimal eine Minute die Zone behandeln. Ist die Zone eher kühl, weich und schwach, dann nehmen Sie eine anfeuernde Farbe wie rot oder orange. Hat der Klient eine Übelkeit oder Vergiftung durch falsche Ernährung oder Medikamente, nehmen Sie grün und gelb. Experimentieren Sie mit den Farben und finden heraus welche Farbe am angenehmsten ist und der Zone guttut. Das nächste Mal kann es sein, dass eine ganz andere Farbe anspricht. Bei der Farbtherapie gibt es keine Wiederholung.

Reflexzonentherapie am Rücken

Wie bereits erwähnt, gibt es Reflexzonen am gesamten Körper. Die Füße, Hände, Ohr und Iris sind am meisten erforscht und bewiesen. Diese Therapiearten werden am häufigsten erfolgreich angewendet.

Die Reflexzonentherapie am Rücken ist nicht so verbreitet, weil die Rückenzonen meist mit Zuordnungen von anderen Therapiearten, zum Beispiel der Chirotherapie oder den Nervenzuordnungen der Neuraltherapie vermischt werden. Der Rücken ist eine große Fläche und die Körperorgane liegen direkt vor Ort, unter der Haut, die man behandelt, nicht wie am Fuß oder an der Hand. Auch sind die Organe über die Wirbelsäule mit Bändern und Muskeln befestigt und strahlen so noch weiter aus.

Die Bindegewebsmassage nach Elisabeth Dicke kommt hier der klassischen Reflexzonentherapie am nächsten.

Es gibt eine einfache sehr wunderbare Behandlungsmethode, die ich Ihnen hier näherbringen möchte. Es wird die Haut und die tiefere Unterhaut mit der Fettschicht mitbehandelt. Somit hat man eine direkte Wirkung auf die darunter liegenden und angeschlossenen Organe und eine indirekte, reflektorische Wirkung über die Hautzonen.

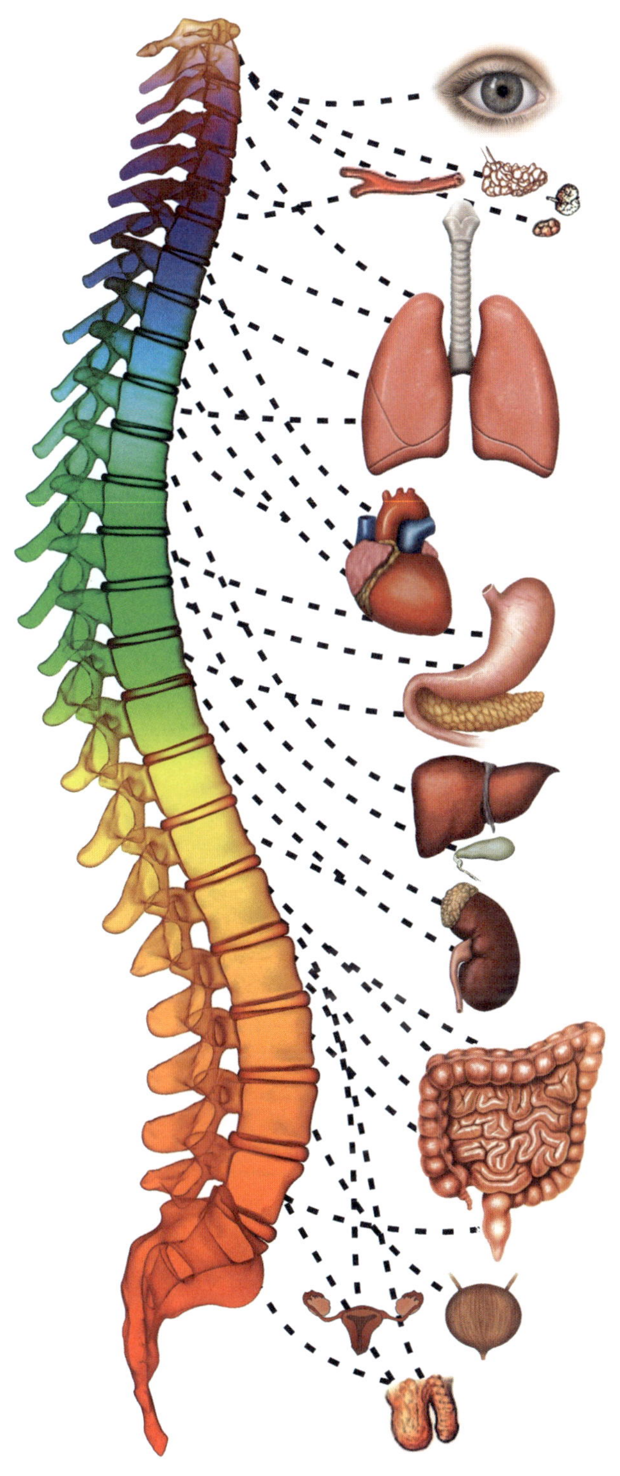

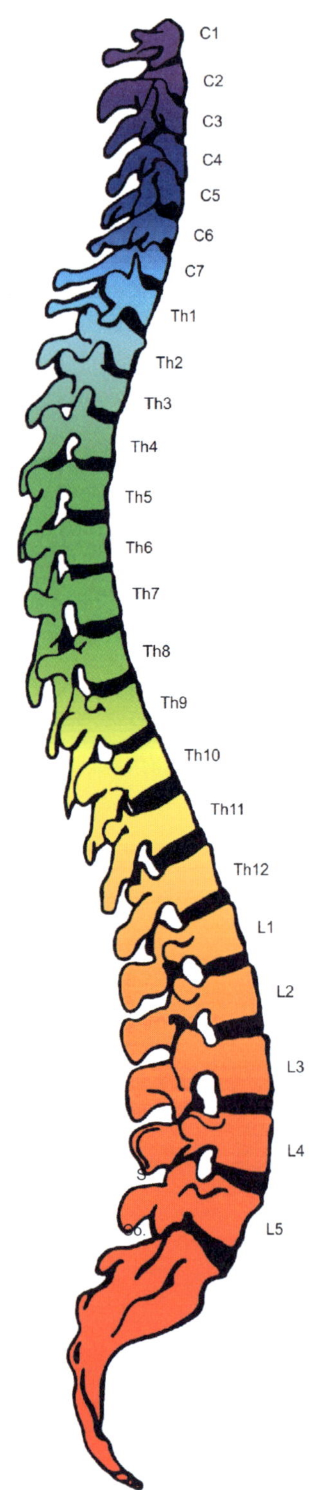

C1	Kopfdurchblutung, Ohren, Hypophyse, Sympathikus, Erinnerung, Lymphsystem
C2	Augen, Hör- und Sehnerven, Knochen, Nebenhöhlen, Zunge, Stirn, Gelenke
C3	Wangen, Ohrmuscheln, Schlafzentrum, Gesicht
C4	Nase, Lippen, Mund, eustachische Röhre, Nervenzentrum
C5	Stimmbänder, Nacken, Rachen, Sonnengeflecht
C6	Nackenmuskulatur, Halszentrum, Mandeln, Schultern
C7	Schilddrüse, Schulter-Schleimbeutel, Ellenbogen, Verdauungszentrum
Th1	Unterarme, Hände, Finger, Speiseröhre, Luftröhre, Gleichgewichtszentrum
Th2	Herz und Herzumgebung, Empfindungszentrum
Th3	Brustkorb, Bronchien, Rippenfell, Herzzentrum
Th4	Gallenblase, Gallengänge, Bewegungszentrum
Th5	Leber, Sonnengeflecht, Blut, Blutversorgung
Th6	Sexualzentrum
Th7	Bauchspeicheldrüse, Zwölffingerdarm, Hörzentrum
Th8	Milz, Sympathikus, Vagus
Th9	Nebennieren, Sehzentrum
Th10	Eingeweide, Atmungsorgane
Th11	Nieren, Harnleiter, Konzentration
Th12	Dünndarm, Lymphsystem
L1	Dickdarm, Leiste, Haut- und Bindegewebe
L2	Blinddarm, Bauch, Oberschenkel, Erinnerungsvermögen
L3	Geschlechtsorgane, Gebärmutter, Blase, Knie, Knochengelenke
L4	Prostata, Rückenmuskeln, Ischias, Schlafzentrum
L5	Unterschenkel, Sprunggelenke, Füße, Nervenzentrum, Verdauung
S1-5	Hals, Gleichgewicht, Empfindungen, Herz, Kreislauf
Co 1-3	Sexualzentrum, Blutversorgung, Bewegungszentrum

Rückenzonen

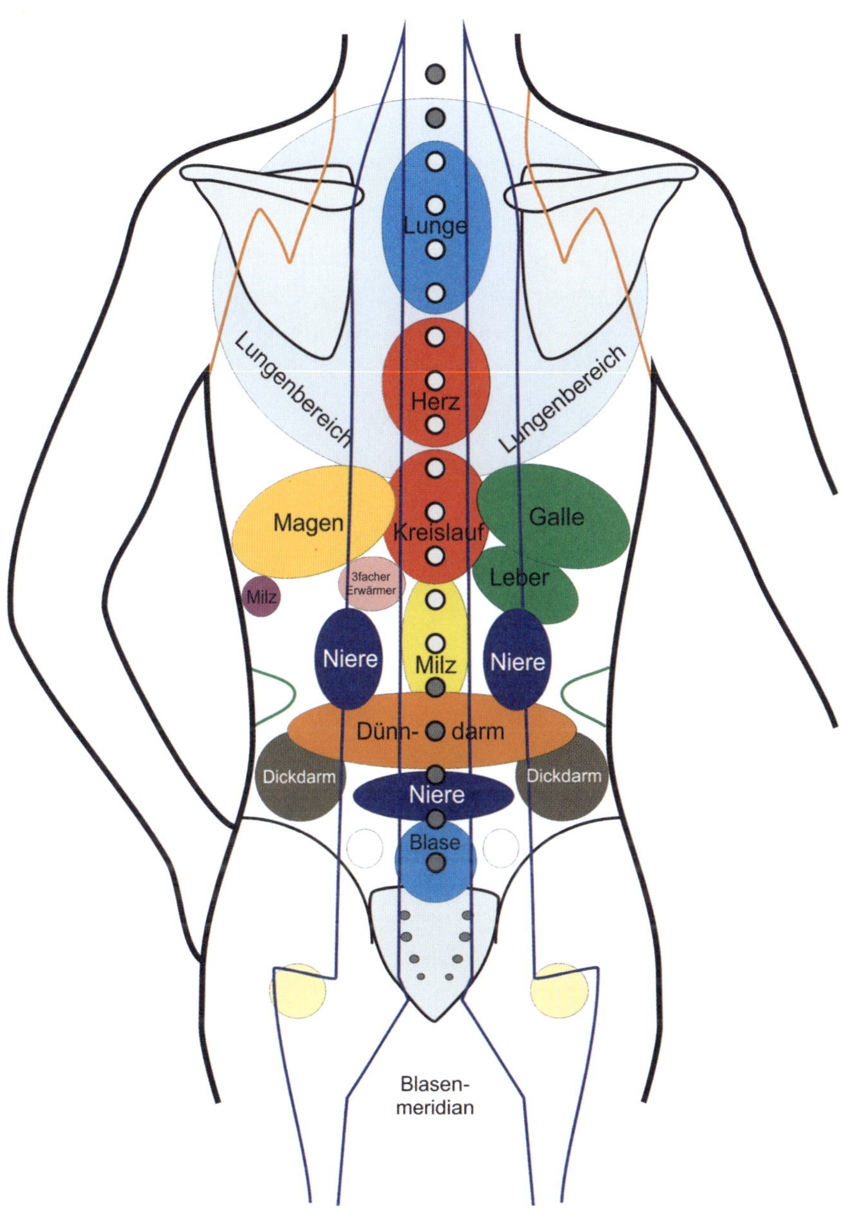

Rückenzonenbehandlung mit dem „Hautrollen"

oder den so genannten Kibler-Falten

Die Behandlung erfolgt in Bauchlage des Klienten. Idealerweise auf einer Massagebank. Es geht natürlich auch im Bett oder auf dem Boden. Die Unterlage sollte nur nicht zu weich sein und Ihr Klient nicht durchhängen. Der Oberkörper ist entkleidet und die Haut sollte nicht eingekremt sein.

Fangen Sie seitlich neben der Wirbelsäule über dem Beckenkamm Richtung Kopf an. Greifen Sie mit beiden Händen eine Hautfalte und halten Sie diese fest. Die Hautfalte soll circa 2 Finger dick sein.

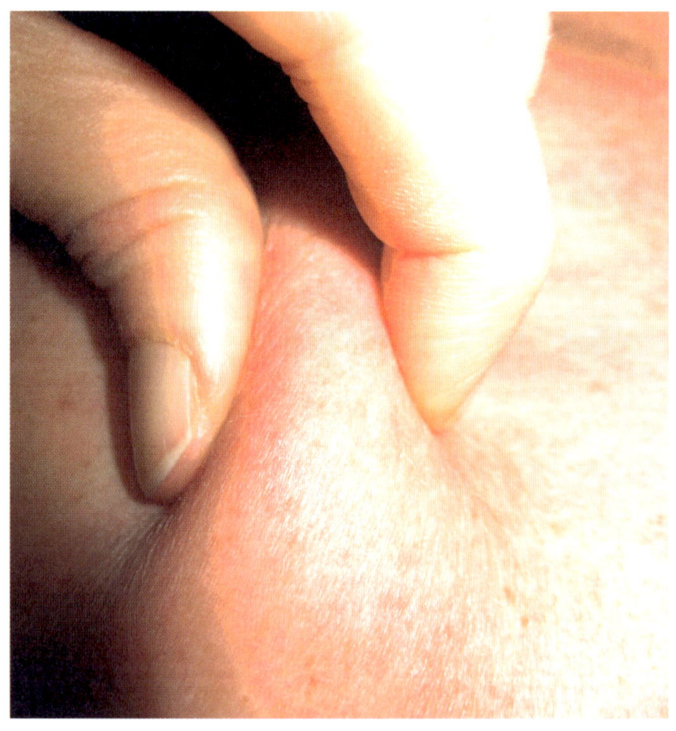

Anschließend beginnen Sie diese Hautfalte mit den Fingern Richtung Kopf zu rollen. Es sieht dann wie eine Welle aus, die nach oben gedrückt wird.

Wichtig ist, Sie dürfen diese Welle nicht loslassen. Das kann schwierig werden, wenn Ihr Klient dort eine Problemzone hat. Halten Sie aber trotzdem immer die Haut fest, ohne abzusetzen. Dies kann Ihrem Klienten manchmal weh tun oder auch angenehm erscheinen, je nachdem wie es darunter aussieht. Wenn die Muskeln verspannt und die Organe verklebt sind, tut es weh. Sind Ablagerungen im Gewebe zieht und kribbelt es. Bei einem gesunden Menschen lässt sich diese Hautfalte mühelos hoch und runter rollen, ohne dass es ihm unangenehm ist. Die meisten finden das schön wie eine Massage und es tut ihnen gut.

Machen Sie das ein paar Mal auf beiden Seiten neben der Wirbelsäule. Sie können auch einmal seitlich / quer rollen. Aber immer von der Wirbelsäule weg. Auf Schulterblatt und Rippen sollten Sie vorsichtig sein. Bitte achten Sie auch darauf, dass Ihr Klient sich dabei nicht neu verspannt oder die Luft anhält.

Sie sollten diese Behandlung regelmäßig wiederholen, bis es dabei nichts Unangenehmes mehr gibt, festklebt oder weh
tut.

Wer seine Identität mit dem Göttlichen erkennt,
wird niemandem Schaden zufügen. Der Dienst an der
Öffentlichkeit ist wahre Gottesverehrung.
Die Kraft des Göttlichen durchdringt alles.
Sathya Sai Baba

Edelstein – Rückenmassage

Die Edelsteinmassage, die ich im Kapitel vorher für die Füße beschrieben habe, können Sie auch genauso am Rücken wunderbar anwenden.

Massieren Sie nach und nach mit Ihren Trommelsteinen vom Becken zum Hinterkopf neben der Wirbelsäule entlang. Vollziehen Sie dabei kleine weiche Kreise.

Sie können auch nach den Chakrenzuordnungen mit den Steinen massieren. Also die untere Wirbelsäule mit rot, oben am Hals mit violett. Aber immer neben der Wirbelsäule im Muskelgewebe bleiben, nicht auf Knochen arbeiten.

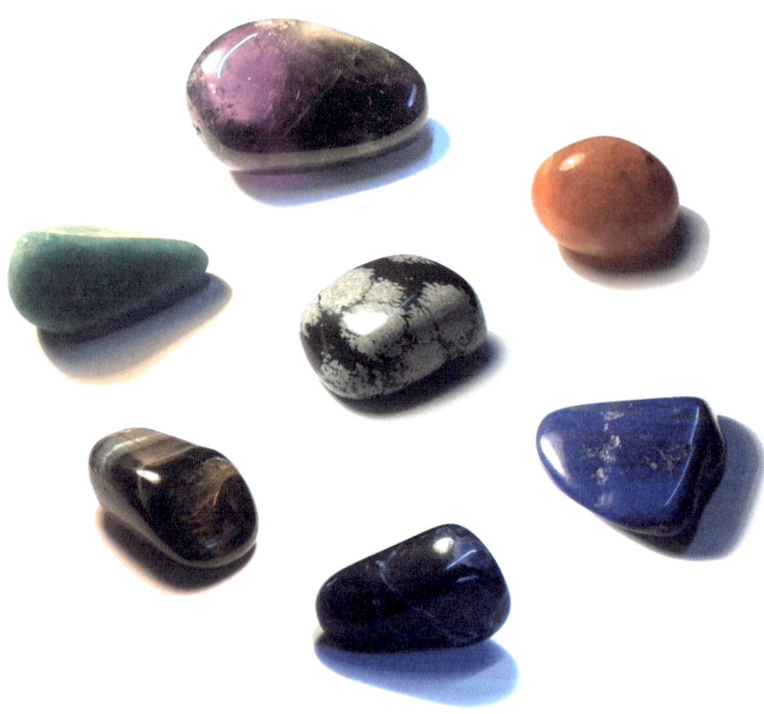

Wirbelsäulen - Geisteskräfte

nach Überlieferungen der heiligen Hildegard von Bingen

- der neuen Zeit angepaßt von der Heilerin Anne Hübner aus Roth bei Bingen

	Geisteskraft Tugend	Geistesschwäche Laster	Auswirkungen seelischer Schwächen Symptome und betroffene Organe
C0	Lebensfreude	Schwermütigkeit	Einfluß auf alle Krankheiten, Organe und Wirbelsäule
C1	Selbstlose All-Liebe	Liebe zum Weltlichen	Kopf, Augen, Gehirn, Gedächtnis, Müdigkeit, Ängste
C2	Disziplin, Ordnung	Ausgelassen, faul	Ohren, Taubheit, Tinnitus, Nebenhöhlen, Allergien
C3	Bescheidenheit	Vergnügungssucht	Nase, Geruchverlust, Trigeminus, Zähne, Ekzem
C4	Mitgefühl	Unbarmherzigkeit	Mund, Stimme, Rachen, Angina, Allergien, Polypen
C5	Gottvertrauen	Feigheit, Angst	Haut, Tastsinn, Nacken, Schultern, Bronchitis, Akne
C6	Geduld, gerecht	Zorn, Wertung	Hals, Mandeln, Arm, Lunge, Herz, Magen, Darm
C7	Suche nach Gott	Zynismus, Pessimist	Schilddrüse, Depressionen, Ängste, Milz, Blut
Th1	Genügsamkeit	Genußsucht	Hand, Finger, Speise- u. Luftröhre, Herzkranzgefäße
Th2	Großherzigkeit	Verbitterung	Herz - Kreislaufprobleme, Herz- Muskeln, Klappen
Th3	Güte, hilfsbereit	Bosheit, Kleingeist	Lungen, Bronchien, Rippenfell, Brustkorb, Brüste
Th4	Wahrheit, ehrlich	Lüge, Betrug	Galle, Gallensteine, Gastritis, Sodbrennen, Magen
Th5	Friedfertigkeit	Streitsucht	Leber, Galle, Solarplexus, Blut, Morbus Chron
Th6	Glücklich, lieb	Unglücklich, sauer	Magen- und Darmentzündungen, Gürtelrose, Krebs
Th7	Maßhalten	Maßlosigkeit	Bauchspeicheldrüse, Zwölffingerdarm, Diabetes
Th8	Charakter	Charakterschwäche	Milz, Oberbauchbeschwerden, Colitis, Migräne
Th9	Demut, Ehrfurcht	Hochmut, Angabe	Unterleib, Hormonstörungen, Krebs, Blutdruck
Th10	Nächstenliebe	Neid, Mißgunst	Nieren, Blutdruck, Allergien, Brust- u. Prostatakrebs
Th11	Gott ist in Jedem	Selbstherrlichkeit	Urogenitaltrakt, Nieren, Blase, Bluthochdruck
Th12	Gehorsam, Intuition	Ungehorsam, Ego	Dünndarm, Beckenbereich, Venen, Pilze, Migräne
L1	Glaube, Vertrauen	Unglaube	Dickdarm, Leiste, Hämorrhoiden, Hernien, Beinvenen
L2	Hoffnung, Mut	Verzweiflung	Blinddarm, Bauchraum, Oberschenkel, Krämpfe
L3	Einfachheit	Ausschweifung	Blase, Unterleib, Hüfte, Knie, Geschlechtsorgane
L4	Recht, Sicherheit	Unrecht, Schwäche	Prostata, Gebärmutter, Sexualität, Frauenprobleme
L5	Tatkraft, Antrieb	Antriebslosigkeit	Ischias, Inkontinenz, Süchte, AIDS, Krebs, Rheuma
S1	Ganzheit	Gottvergessenheit	Ischias, Bein- Arthrosen, Thrombosen, Rheuma, Knie
S2	Beständigkeit	Unbeständigkeit	Ischias, Immunschwäche, AIDS, Krebs, Beine
S3	Urvertrauen	Sorgen	Unterleib, Ischias, Blase, Hormone, Krampfadern
S4	Umkehr, Einsicht	Sturheit, Ablehung	Eierstöcke, Hoden, Beine, Becken, MS, Schlaganfall
S5	Suchtfrei	Sucht, Gier	Ischias, Süchte, AIDS, Krebs, Hormone, Arthritis
Co1	Harmonie	Disharmonie	Autoaggressionskrankheiten, Immunschwäche
Co2	Ehrfurcht, Gnade	Respektlosigkeit	Chronische Verstopfung, Immunschwäche, Pilze
Co3	Stabilität	Labilität	Krampfadern, Rheuma, Arthritis, Arthrose, Krebs
Co4	Gottesverehrung	Magie, Dämon	Ischias, Beine, Krampfadern, Depressionen, Pilze
Co5	Loslassen, teilen	Festhalten, Geiz	Diabetes, Burnout, Infektionen, Asthma, Arthrosen

Hildegardzonen

Unsere Wirbelsäule ist viel mehr als ein Knochengerüst! Da sich in ihr das zentrale Nervensystem mit der Zuordnung von Organen und Steuerzentren befindet, ist sie die Schaltzentrale für die gesamte körperliche Funktionalität.

Der Gemütszustand des Menschen hat ebenfalls Einfluss auf die Wirbelsäule. Man kann mit einem erhobenen Kopf nicht traurig, und in einer gebeugten Haltung nicht fröhlich sein. Alle Gedanken, ob heiter oder ernsthaft, sind feinstoffliche Kräfte, die den Menschen gesund oder krank machen, aufrichten oder beugen. In meinen Büchern über die Wirbelsäulenheilung und auf meinen Lehrtafeln kann man die Zuordnung von energetischen Verbindungen der Wirbelsäule zum körperlichen Befinden erkennen und sofort die Gründe für gesundheitliche Missstimmungen ablesen.

Um die Menschen bei der Selbstheilung sinnvoll unterstützen zu können, entstand meine NEUE Lehrtafel, bei der ich mich vom Wissen von Hildegard von Bingen, inspirieren ließ, was mir eine Ehre ist! Umso mehr, da sich ihr Wissen mit meinen Erfahrungen in fast allen Bereichen der Wirbelsäulenfunktion deckt! Viele Jahre meines eigenen Studiums über die Wirbelsäulenheilung zeigen mir, dass das über 900 Jahre alte Wissen von Hildegard von Bingen gerade heute seine Anerkennung bei der Rückenheilung in höchstem Maße verdient.

Ich wünsche mir, dass die Schulmediziner über die feinstofflichen Zusammenhänge bei Wirbelsäulenverkrümmungen informiert sind und in ihren Therapiemöglichkeiten nicht mehr länger im Dunkeln tappen. Ich hoffe sehr, dass alle Menschen dieser Welt die Möglichkeit der energetischen Wirbelsäulenheilung, nutzen. Dann ist die Volkskrankheit Nr. 1 besiegt!

Die auf dieser Lehrtafel vorgestellten Hildegard - Wirbelsäulen - Zuordnungen sind aufgefrischt und modernisiert durch das Erfahrungswissen von Anne Hübner und mir. Anne Hübner empfängt als Medium seit 1983 geistige Botschaften zur Heilung der Menschen. Sie ist als anerkannte Heilerin, Lehrerin und Leiterin des „Zentrum für Geistiges Heilen", bereits seit 30 Jahren auf die Heilung der Wirbelsäule mit der Kraft des Geistes, spezialisiert. Sie gründete ihr Zentrum 1995 wo seitdem Menschen aus der ganzen Welt zu uns kommen. Ihr Zentrum bei Bingen, welches schon von über 500.000 Menschen besucht wurde, gilt als das erfolgreichste Heilzentrum Europas und wird in die Geschichtsbücher eingehen, wenn die Menschheit ihr Bewusstsein erweitert und dieses Wissen endlich zu lässt.

Hildegard-Experten mögen Verständnis haben, dass ich nur Wissen weitergeben kann, welches ich aus meiner eigenen Praxis im Umgang mit kranken Menschen, bestätigt bekomme. Die Hildegardschriften sind sehr komplex und unterschiedlich übersetzt. Viele Worte und Begriff haben heute eine andere Bedeutung als früher. Meine Lehrtafel ist als schnell zu erkennende Übersicht gedacht. Wenn Sie neugierig geworden sind und mehr wissen möchten, dann empfehle ich Ihnen meine Bücher und die Hildegard-Bücher darüber zu lesen, da ein Buch über diese umfangreiche Thematik nicht ausreicht.

Als Beispiel, ganz oben sind die Energiezentren für die Lebensfreude und göttliche Liebe. Ohne die Lebensfreude und ohne Liebe wird kein Wirbelsäulenabschnitt richtig funktionieren können. Somit bedingen sich die Kräfte in der Wirbelsäule auch gegenseitig. Störungen sind immer ganzheitlich zu betrachten. Lernen Sie Ihre Sinne zu schärfen! Aus meiner jahrelangen Erfahrung kann ich sagen:

Die kranken Menschen haben meist auch Probleme mit der Annahme von Gott. Fangen Sie deswegen immer ganz oben an und ziehen Sie die Lichtkraft in den Körper hinein. Durch falsch interpretierte Religionsprägungen suchen viele noch den Gott im Außen. Gott ist in uns! Unser Körper ist der Tempel Gottes. Wer sich dieses bewusst macht erlangt schöpferische Heilkräfte!

Edelsteintherapie nach Hildegard:

Die Energieschwingungen der Edelsteine haben eine gesunde Wirkung auf den Energiefluß in der Wirbelsäule. Hildegard nahm zur Heilung von geistigen Schwächen und Gemütsstörungen gerne die positiven und aufbauenden Schwingungen der Edelsteine zu Hilfe.

Die Edelsteine für die Wirbelabschnitte legt man auf die betroffenen Körperstellen auf oder nimmt sie für einige Zeit in den Mund. Man kann sie auch über Nacht ins Wasser legen oder mit Wasser einige Stunden in der Sonne stehen lassen und dann trinken. Natürlich auch als Kette, Armband oder Ring am Körper tragen. Olivenförmig geschliffene Steine gibt es für Ohren und Nase.

Hildegard liebte es, die Steine in den Dampf von kochendem Wein zu halten und dann diesen Sud vom abtropfenden Wein zu trinken.

- Der **Goldtopas** zum Beispiel hilft den Augen und gibt Selbstvertrauen. Dazu 3 Tage in Wein oder Wasser einlegen und 5 Tage damit die Augen befeuchten und trinken.
- **Jaspis** und **Sarder** helfen Ohren und Nase, auch bei Tinnitus und stärken die Konzentration, zügeln bei Maßlosigkeit.
- Der **Diamant** schafft Gottverbundenheit, hilft bei Schlaganfall und Süchten.
- Der **Smaragd** bringt die Lebenskraft zurück und weckt die Lebensgeister.
- **Saphir** erleuchtet, zügelt Lust und Leidenschaft, stärkt Magen, Gehirn und Intellekt.
- **Chalzedon** hilft gegen Stress, Ungeduld und Frustration.
- **Achat** hilft bei Süchten, Ängsten und fördert die Sensibilität.
- Der **Amethyst** gibt Selbstvertrauen, hilft bei Schmerzen, Schwellungen, Warzen und Knoten.
- Der **Bergkristall** hilft Demütigungen zu ertragen und stärkt die Schilddrüse.
- **Sardonyx** stärkt Sinne, Nerven und macht glücklich, hilft bei Dummheiten und Süchten.
- **Aquamarin** hilft bei Streitsucht und gibt Toleranz.
- **Heliotrop** hilft Herz und Nerven und hellt die Stimmung auf.
- **Chrysolid** ist der Stein der Weisen, hilft bei Neid.
- **Onyx** ist gegen Herzschmerzen, egal welcher Art.

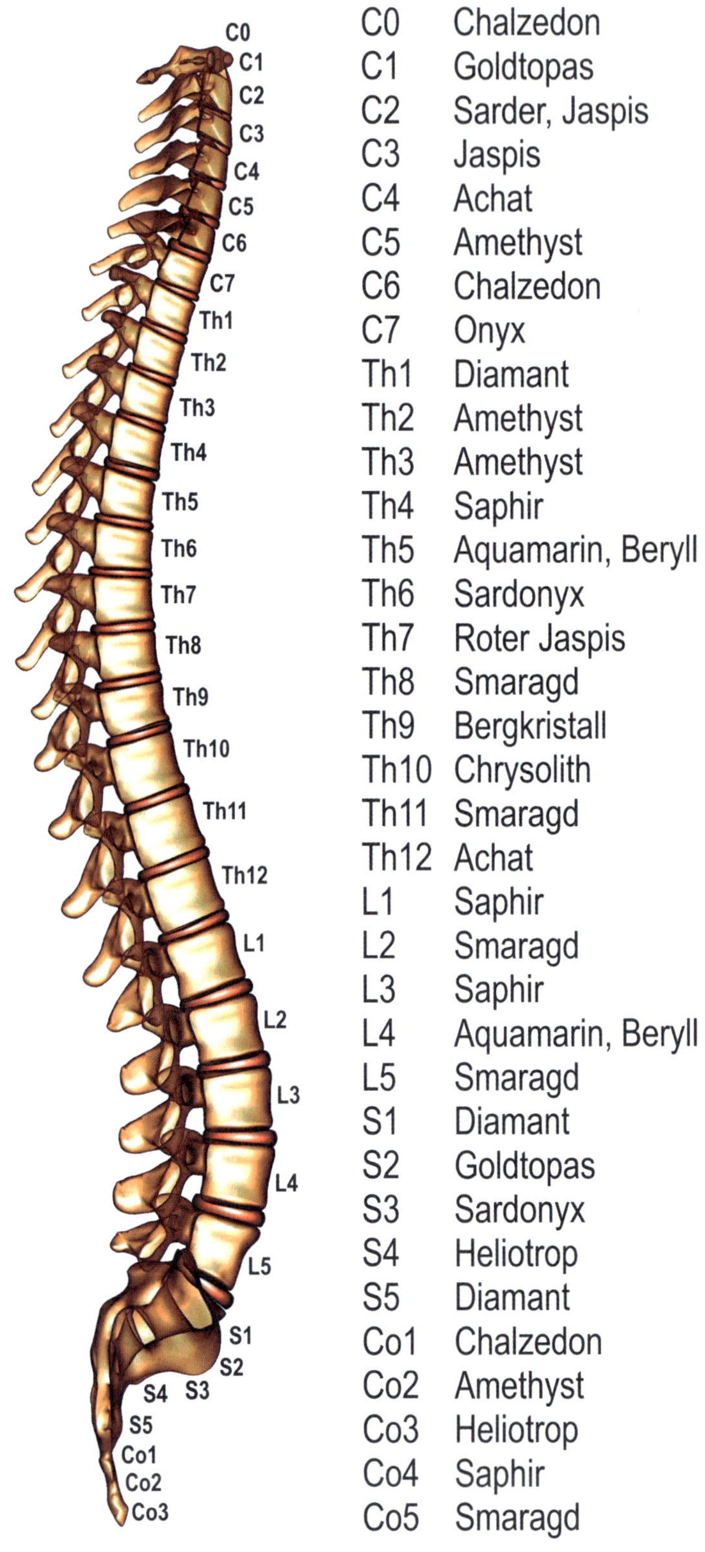

C0	Chalzedon
C1	Goldtopas
C2	Sarder, Jaspis
C3	Jaspis
C4	Achat
C5	Amethyst
C6	Chalzedon
C7	Onyx
Th1	Diamant
Th2	Amethyst
Th3	Amethyst
Th4	Saphir
Th5	Aquamarin, Beryll
Th6	Sardonyx
Th7	Roter Jaspis
Th8	Smaragd
Th9	Bergkristall
Th10	Chrysolith
Th11	Smaragd
Th12	Achat
L1	Saphir
L2	Smaragd
L3	Saphir
L4	Aquamarin, Beryll
L5	Smaragd
S1	Diamant
S2	Goldtopas
S3	Sardonyx
S4	Heliotrop
S5	Diamant
Co1	Chalzedon
Co2	Amethyst
Co3	Heliotrop
Co4	Saphir
Co5	Smaragd

Übrigens kennt die Schulmedizin nur 3-4 Steißbeinwirbel (Os coccygis = Co), Hildegard beschreibt 5. Das Steißbein war rudimentär einmal der Schwanz und bestand aus viel mehr Wirbeln. Heute ist davon nur noch ein verkümmerter Rest zu erkennen. Mit der Bezeichnung C0 ist der Schädelknochen gemeint, der am 1. Halswirbel ansetzt.

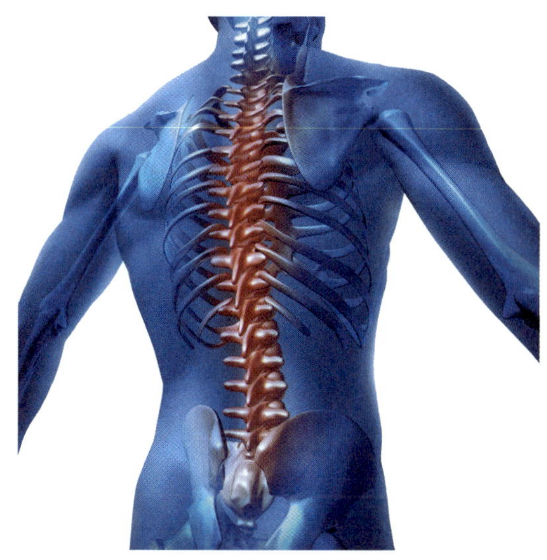

Wir Menschen existieren „Mehrdimensional" und daher können auch verschieden gelagerte Wirbelsäulen-Zuordnungen ihre Gültigkeit haben. Energie fließt über dem Kopf in unseren Trichter (Kronenchakra) hinein und transformiert sich nach unten durch jeden einzelnen Wirbel. Wird von dort über Meridiane, Nerven und Blutgefäße weitergeleitet. Hildegard beschreibt es wie eine Matroschka und bestätigt, dass die feinstofflichen Schwingungen und Kräfte auch in allen tieferen, grobstofflichen Ebenen enthalten sind. Alle Ebenen kommunizieren miteinander und erfüllen ihre Aufgaben in göttlicher Präzision zur Gesundwerdung des Menschen. Forschen Sie einfach mit!

Metamorphose

Für Fortgeschrittene gibt es eine sehr gute Weiterentwicklung und Ergänzung der Reflexzonentherapie von Fitzgerald. Die **Metamorphische Methode von Robert St. John**, die ich unbedingt jedem empfehlen möchte.

Bei der Metamorphischen Methode werden die Reflexzonen der Wirbelsäule behandelt. Es wird über die Wirbelsäulenzonen auf vorgeburtliche Muster eingewirkt und hierbei werden erstaunliche Heilerfolge erzielt. Allerdings beschreibe ich hier nicht die reine Metamorphose-Lehre, dafür gibt es genug andere Bücher, sondern die von mir praktizierte Behandlung des Lebenskalenders.

Die nun folgende Behandlung der vorgeburtlichen Entwicklung und des Lebenskalenders erfolgt ausschließlich auf den Wirbelsäulenzonen der beiden Füße, beiden Hände und der Wirbelsäulenzone am Hinterkopf.

Wie ich in meinen anderen Büchern immer wieder betone, ist die Wirbelsäule weit mehr als ein Knochengerüst. Sie ist unsere Lebensader und Verbindung zum Kosmos. Als Informationsträger speichert sie die Lebensmatrix mit unseren karmischen, schicksalhaften und pränatalen Vorgaben, die wir mit ins Leben bringen. Der Mensch als mehrdimensionales Wesen besteht aus einer Vielzahl von Energiekörpern, die mit dem göttlichen Funken, dem höheren Selbst und ihrer wahren Mensch-Identität kommunizieren. Daher dehnt sich unsere Wirbelsäule als Organ über den Körper hinaus aus. Sie ist unsere Lebensquelle und eine eigenständige

Intelligenz, ein hochsensibles geistiges Instrument, das nur heilbar ist, wenn man sich allumfassend wirkender Geisteskräfte bedient. Für jeden Menschen sollte deshalb die geistige Heilung der Wirbelsäule an erster Stelle stehen.

Mit den nun folgenden Methoden behandeln Sie nicht nur die Wirbelsäule, sondern über die Wirbelsäule auch die dort angeschlossenen Organe und Energiezentren. Vor allem aber auch ihre ganze Vergangenheit vom Jetzt bis zurück zur Zeugung.

Nun folgt erst einmal die Geburtsphase nach Robert St. John. Die nächste Abbildung zeigt die Zuordnungen der Wirbelsäulenzonen zur vorgeburtlichen Entwicklung des Individuums. Nach Robert St. John ist der erste Wirbel energetisch mit der Zeugung verbunden. Das Steißbein mit der Geburt. Behandeln Sie die Wirbelsäulenzonen, behandeln Sie auch die Geburtstraumen und Probleme der betreffenden Person.

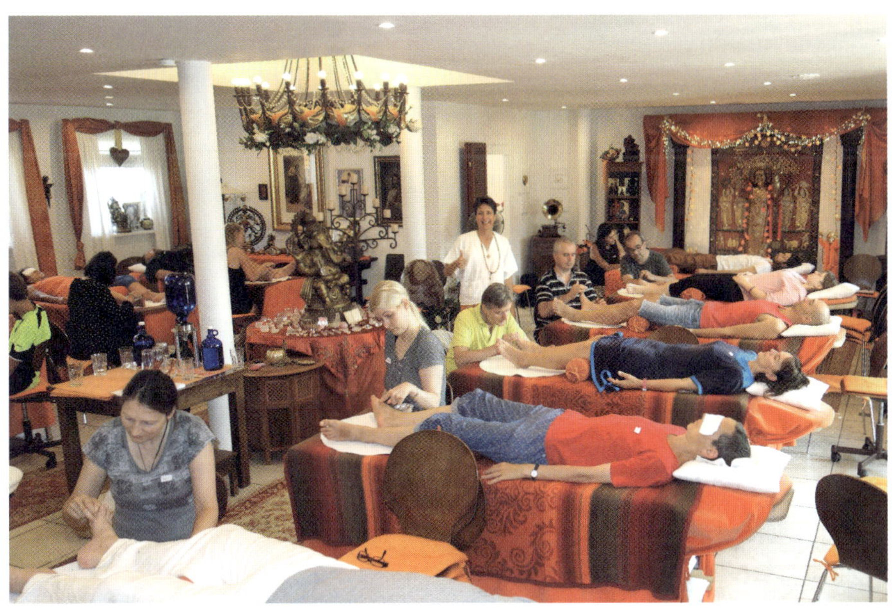

Vorgeburtliche Zone

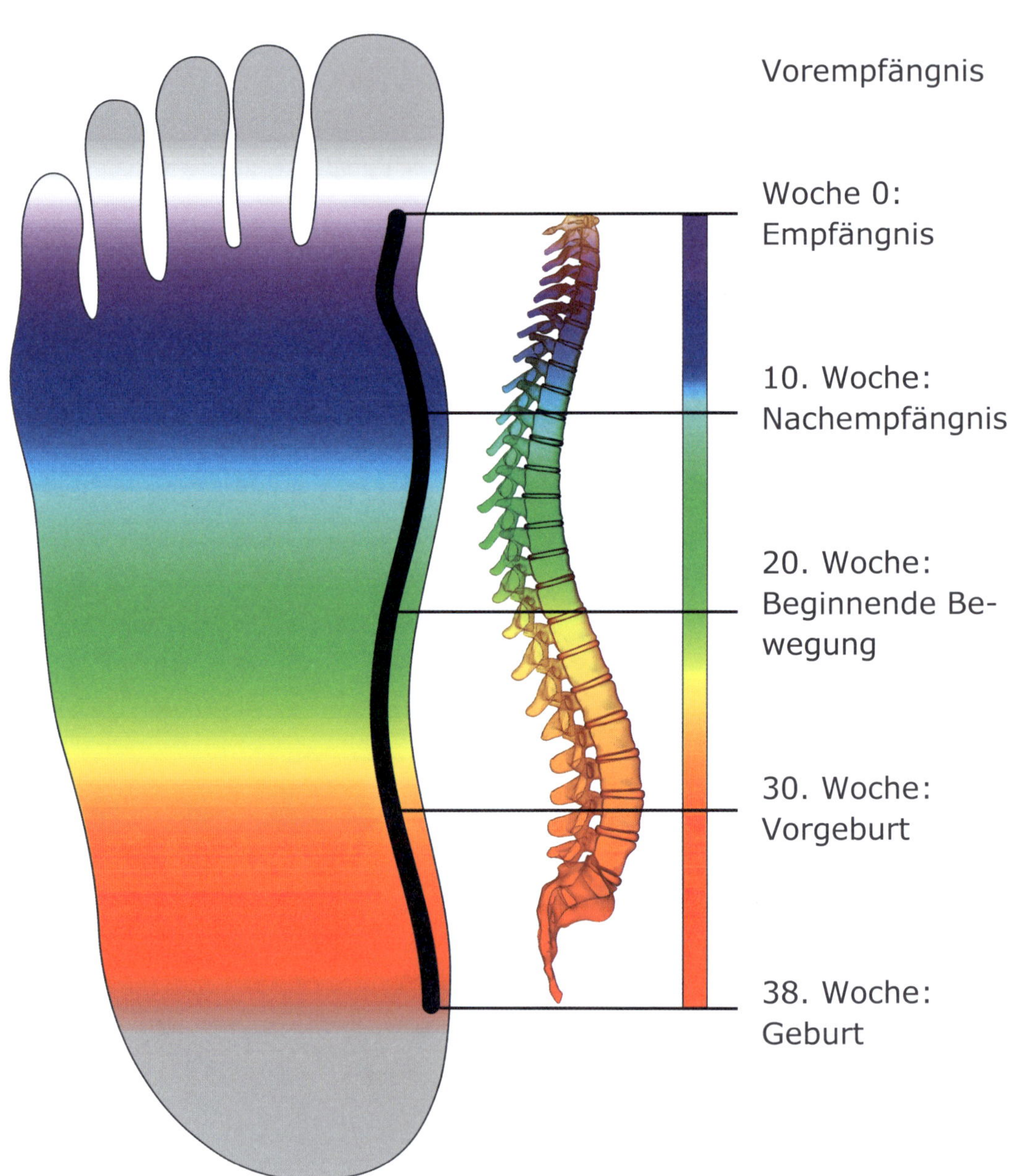

Wirbelsäule-Fußzone

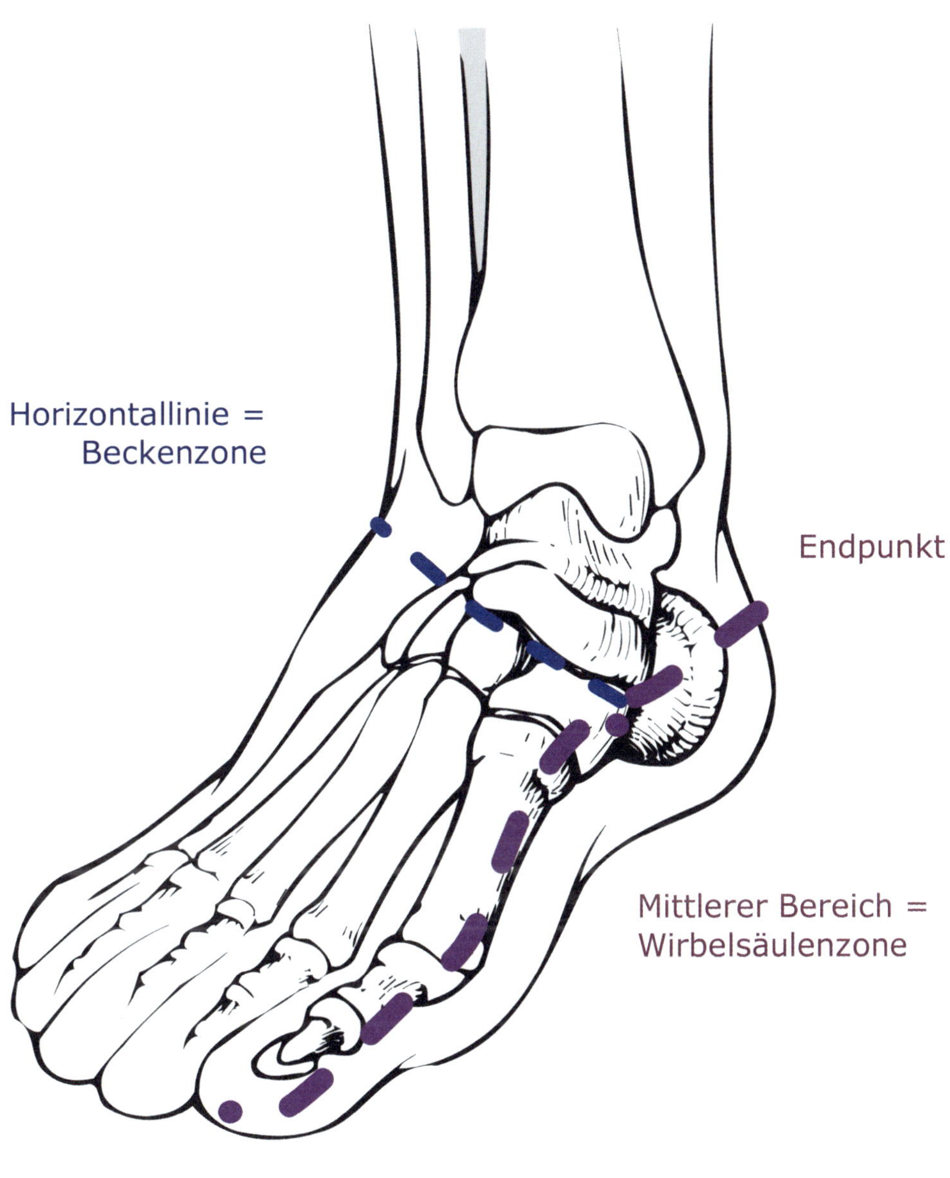

Metamorphosebehandlung

Bei der Metamorphosebehandlung fängt man am höchsten Punkt des großen Zehs an.

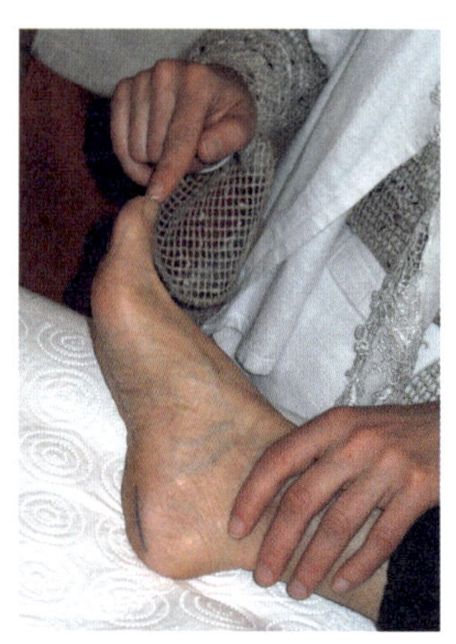

Mit kleinen und sanften kreisenden Bewegungen beginnt man vom großen Zeh bis zur Ferse die Wirbelsäule- und Geburtszone durchzuarbeiten. Kreise = Wirbel = Drehungen bringen Energie!

Zwischendurch wird die Beckenlinie, die querab über das Fußgelenk verläuft, sanft ausgestrichen.

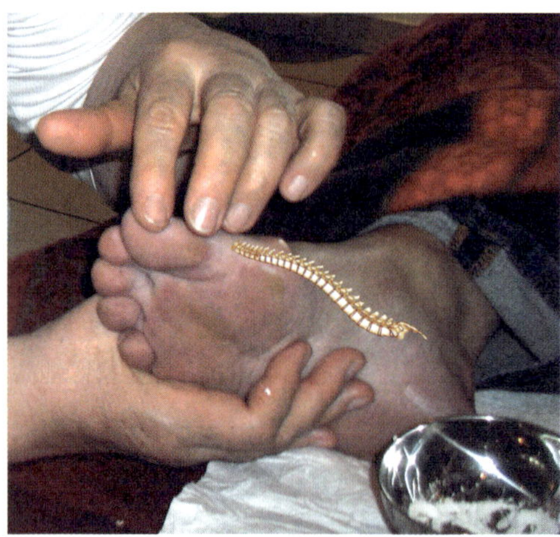

Also nehmen Sie am besten Ihren Zeigefingern und setzen sich seitlich zum Fuß. Es gehen auch Zeige- und Mittelfinger aber nicht der Daumen.

Sie können vorher etwas Körperpuder auf den Zonenbereich auftragen. Öl eignet sich nicht, da es die Energie ableitet.

Beginnen Sie also mit kleinen kreisenden Bewegungen auf der Zehenspitze. Ganz zart und sanft, wie ein Schmetterling. Das kann ruhig etwas flott sein. Allerdings gehen die Harmonie und die Geschmeidigkeit der

Geschwindigkeit vor. Die Kreisrichtung und welche Hand arbeitet spielt keine Rolle.

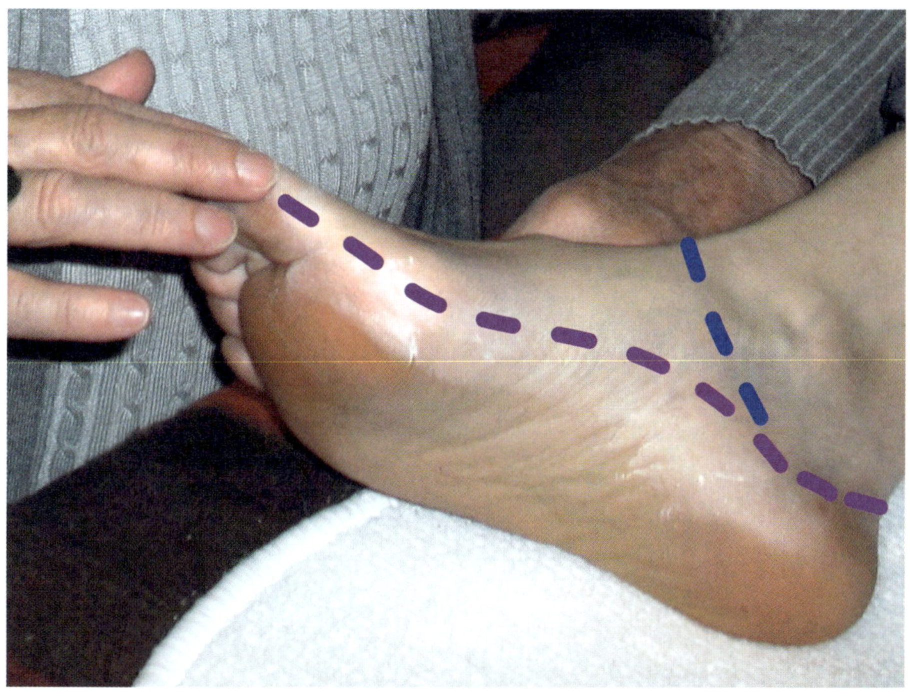

Hier ist jetzt besonders wichtig nichts zu denken und sich von der Intuition führen zu lassen. Nichts beurteilen, keine Fragen stellen und keine Spekulationen, sondern seinen Geist freihalten und einfach nur **„tun"** und im **„Jetzt"** sein. Nur handeln, das ist das Prinzip!

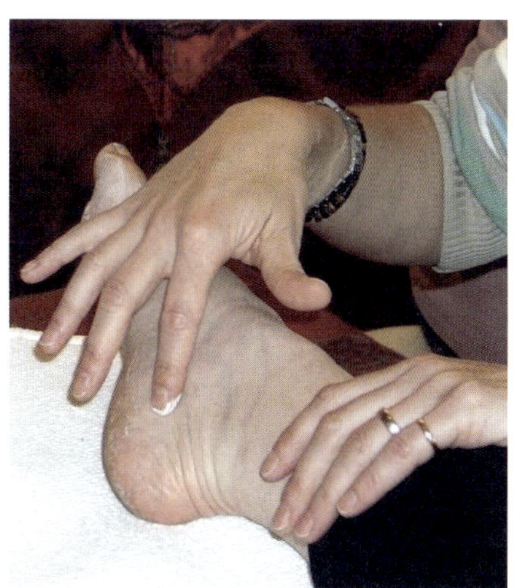

So ist es möglich, dass Sie intuitiv während der Behandlung auch mal die Kreisrichtung und Geschwindigkeit ändern.

Sie können hin und her arbeiten oder auch nur hin und wieder von vorne anfangen. Es kann sein, dass Sie an bestimmten Stellen mehrere Minuten einfach wie „festhängen" und nicht weiterkommen, bevor die Energie weiter durchfließt.

Ein Klient erzählte mir, als ich auf der 4. Woche Zone einfach nicht vorankam und mich wunderte, dass seine Mutter ihn in der 4. Schwangerschaftswoche abtreiben wollte. Nach der Behandlung konnte er ihr vergeben und sein Selbstwertgefühl besserte sich schlagartig.

Sie haben für einen Fuß eine halbe Stunde Zeit. Bei der Behandlung sollten Sie und ihr Patient möglichst nichts reden. Es sei denn es hat direkt mit der Behandlung zu tun. Es ist möglich, dass ihrem Klienten Bilder und Erinnerungen ins Gedächtnis kommen und er diese erzählen möchte. So erinnerte sich eine Patientin von mir auf einmal genau an ihre Geburt, was ihre Mutter alles dabei erlebt hatte, wer anwesend war und was es für Komplikationen gab.

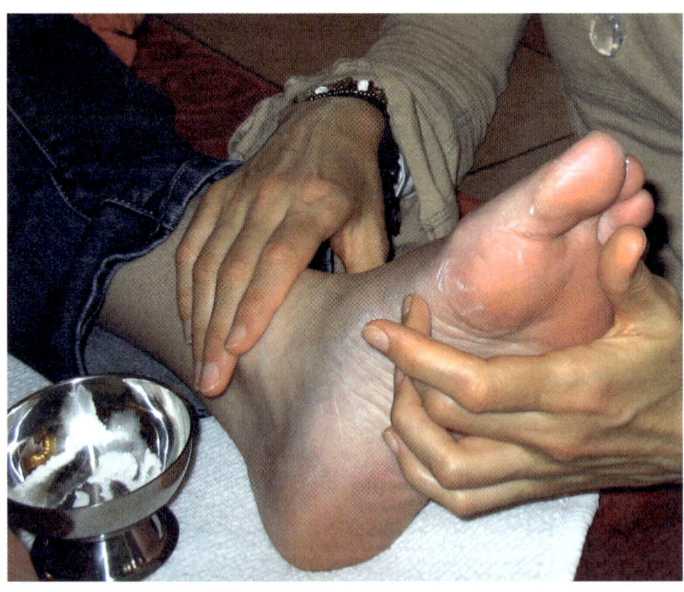

Sie war erstaunt und sprach anschließend mit ihrer Mutter darüber die ihr diese ganze Geschichte nie erzählt hatte, aber diese ebenfalls genau bestätigte.

Wie bereits kurz erwähnt braucht die Beckenzone über dem Fußgelenk nicht gekreist zu werden, sondern wird einfach nur ausgestrichen. Nach 20-30 Minuten kommt der andere Fuß dran, natürlich auch genauso lange! In der Regel beginnt man rechts, das sind mehr die aktuellen Themen und behandelt anschließend die linke, mehr unbewusste Seite. Den genauen Verlauf der Wirbelsäulenzone findet man, wenn man von der Fußsohle her leicht nach oben-innen gegen die Knochenkante stößt.

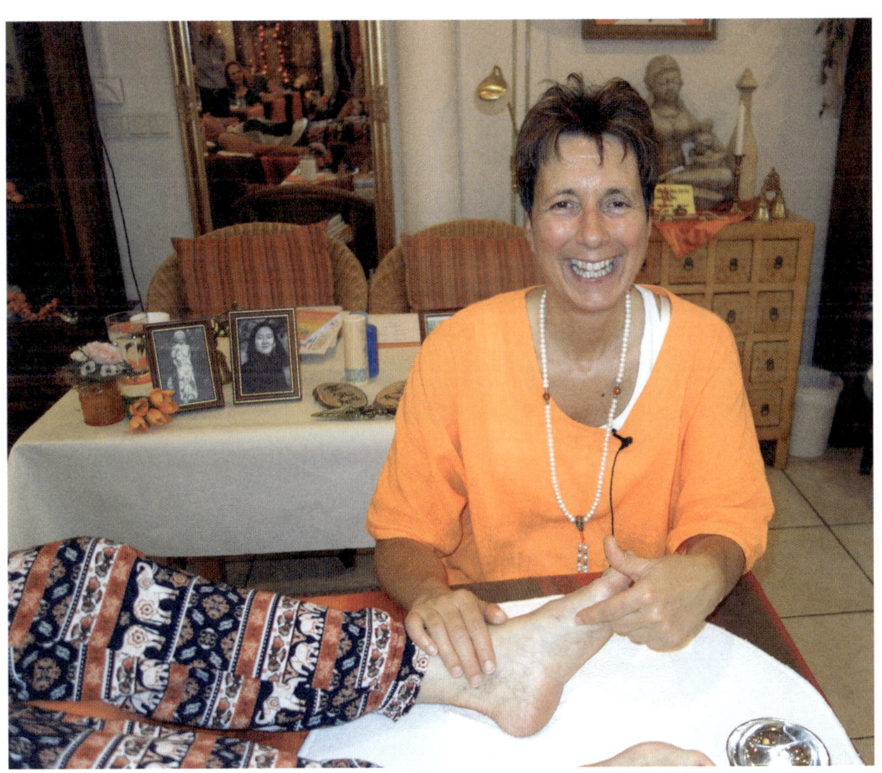

Wirbelsäule-Handzone

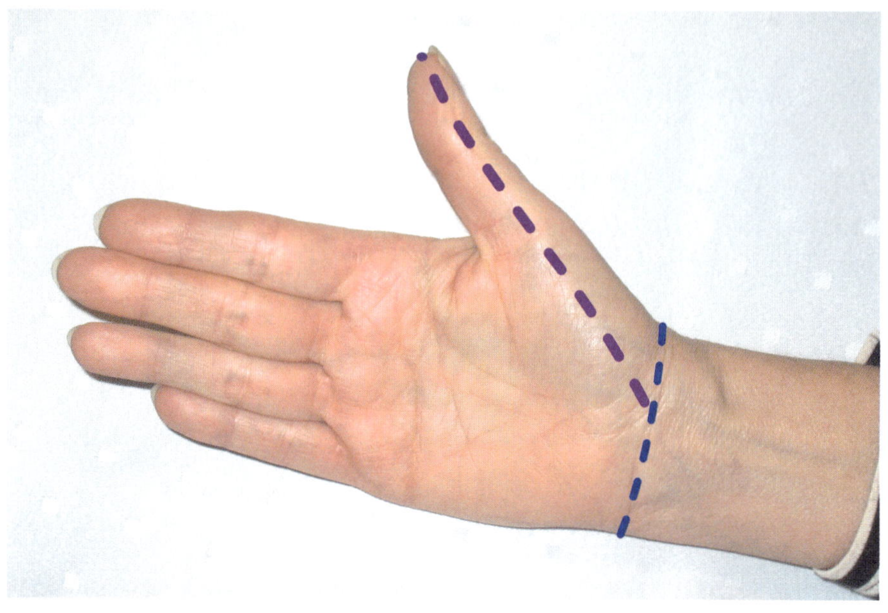

Nach beiden Füßen kommen die Handzonen. Jeweils 10-15 Minuten.

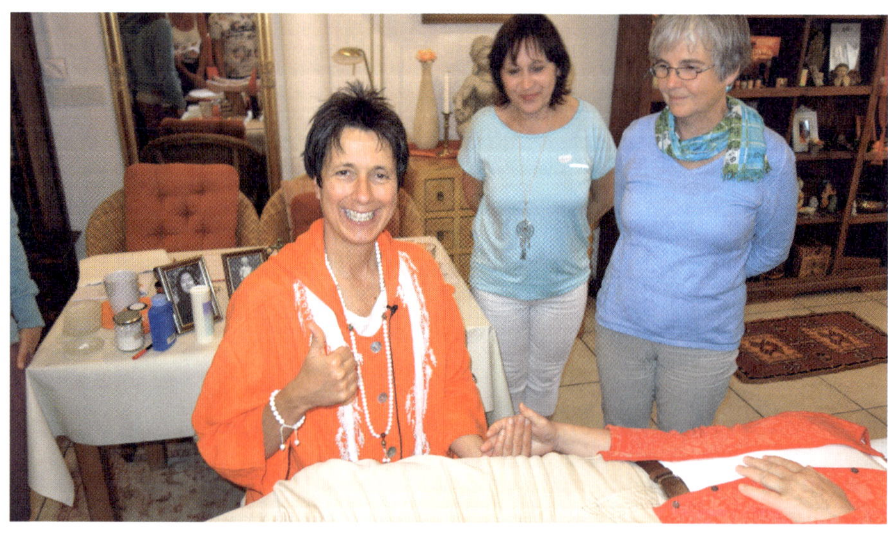

Dazu stützt man den Daumen auf seine Zeigefinger der haltenden Hand. Dadurch bekommt der Daumen mehr Stabilität beim Kreisen.

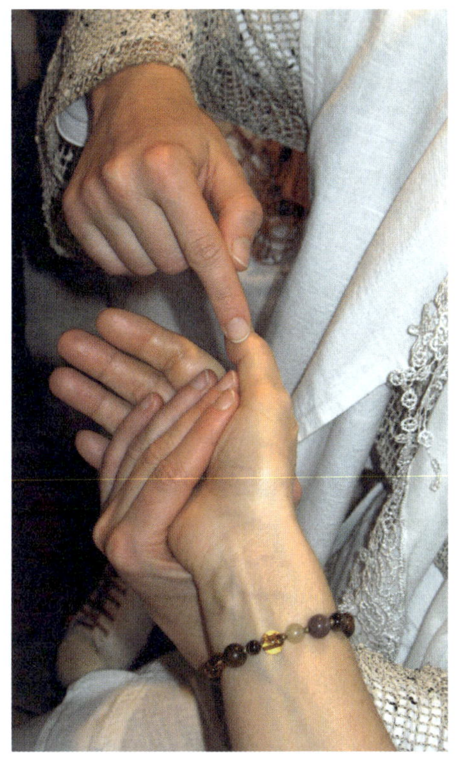

Diese Behandlung kann man am liegenden oder auch am sitzenden Klienten durchführen. Wichtig ist, dass der Klienten lockerlassen und entspannen kann. Sie sollten allerdings auch dabei auf Ihre eigene Haltung achten und sich selbst nicht Verspannen. Das blockiert Ihre Energie und die Intuition.

Die Beckenzone kann man mit zwei Fingern am Handgelenk ausstreichen.

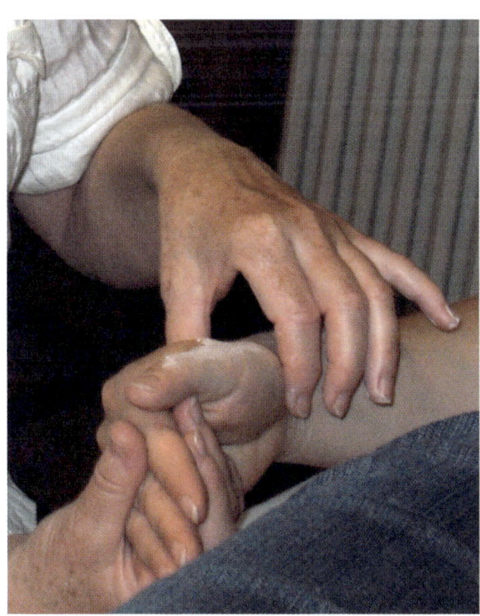

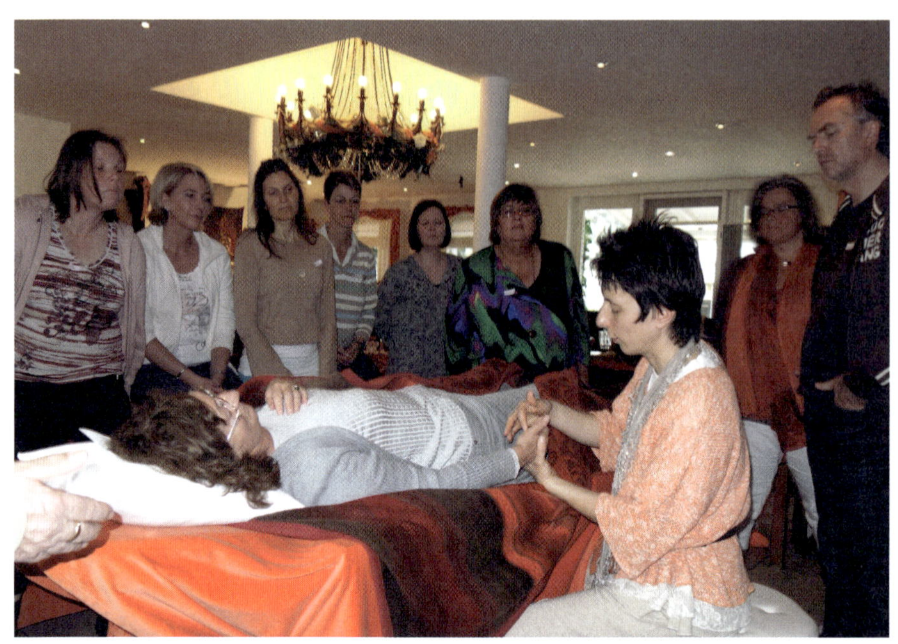

Die Handzonen werden nur etwa halb so lange wie die Fußzonen bearbeitet. Durch die vielen Nervenenden reagiert die Hand viel schneller auf Heilungsreize als der Fuß. Trotzdem ist es wichtig, auch die Fußzonen komplett zu bearbeiten, sie empfangen durch ihre Lage eine ganz andere Energie.

Viele Patienten machen sich natürlich „zurecht" für die Behandlung und gehen auch zum Frisör vorher. Für die nächste Behandlung der Kopfzonen sollten Sie Ihren Klienten vorher informieren, dass dies nicht nötig ist. Denn Sie werden dabei die Haare ganz schön durcheinanderbringen.

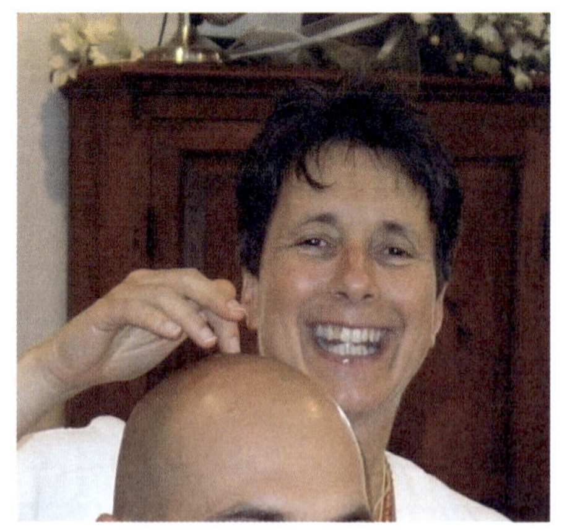

Wirbelsäule-Kopfzone

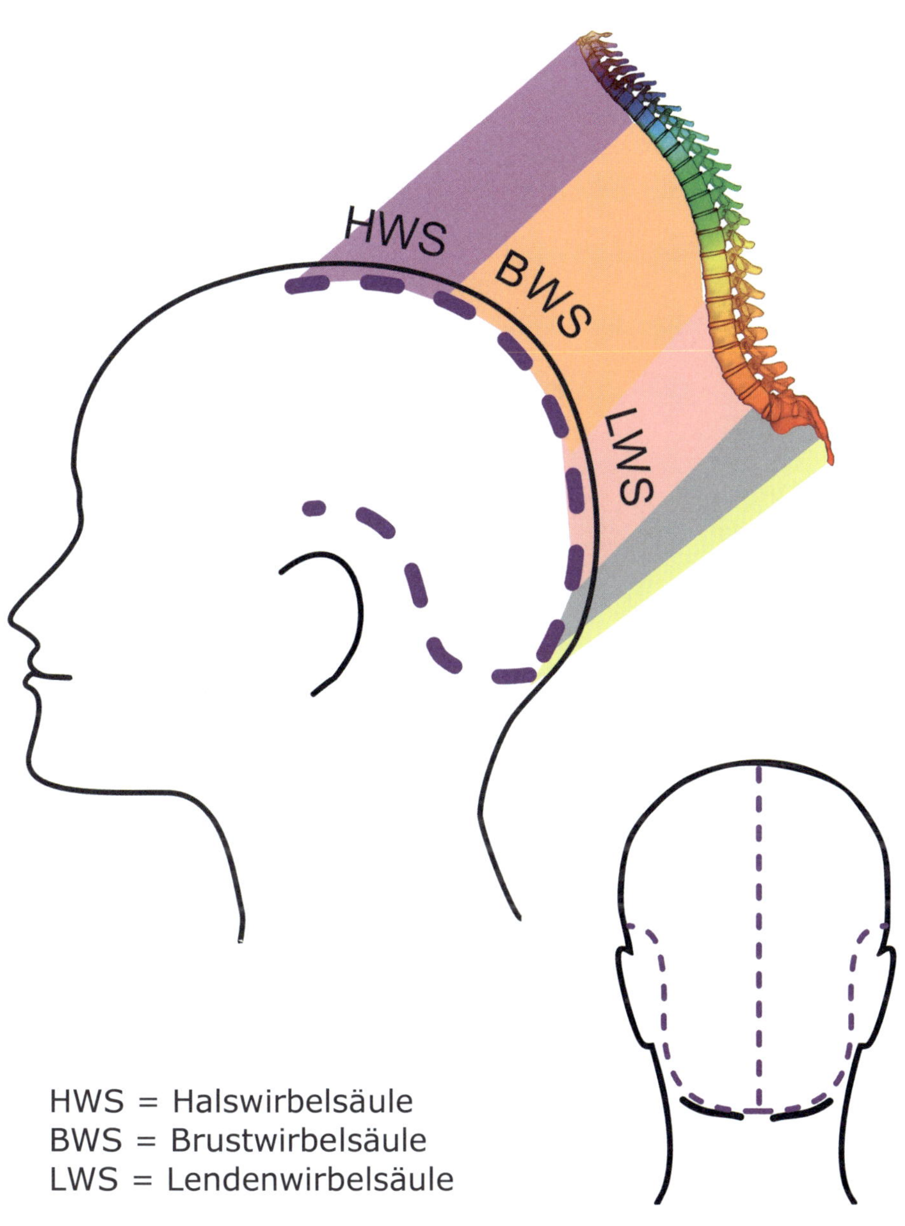

Die Behandlung an der Kopfzone beginnt am Empfängnispunkt.

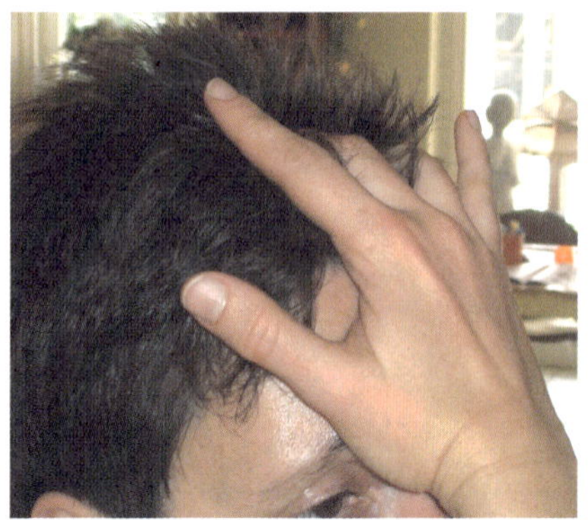

Diesen findet man, wenn der Klient seinen Handballen über die Nasenwurzel legt und den Mittelfinger zum Kopf streckt.

Dort wo der Mittelfinger endet, ist der Empfängnispunkt.

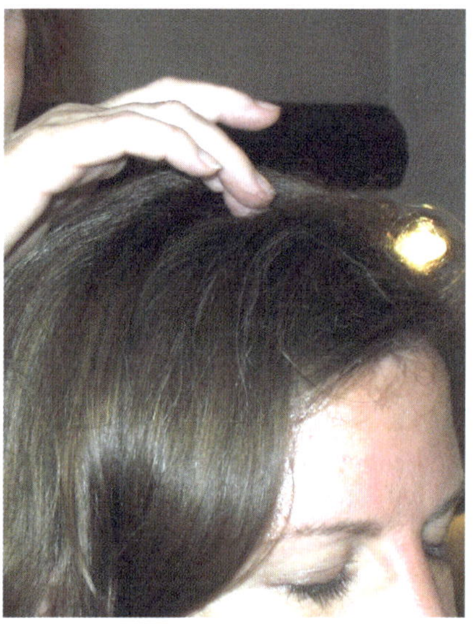

Von dort geht es wieder in sanften und kreisförmigen Bewegungen mit dem Zeigefinger los.

Rechts- oder linksherum, ganz nach Intuition.

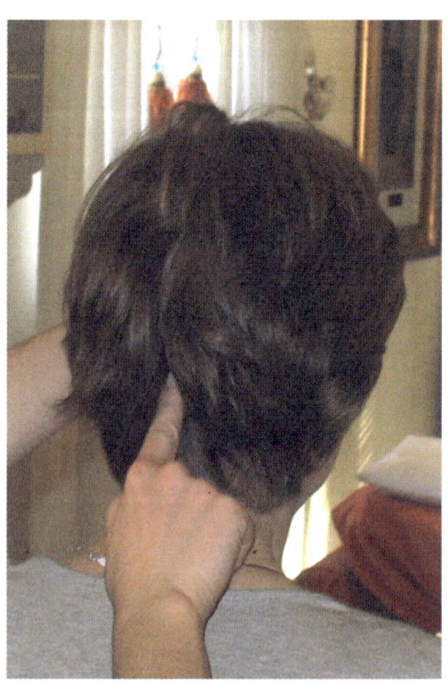

In einer geraden Linie nach hinten bis zum Hinterhaupt. Genauer gesagt an den Schädelrand beim Hinterhauptsloch.

In dieser Kule liegt übrigens der erste Halswirbel.

Die ganze Behandlung soll nur 5 bis 10 Minuten dauern.

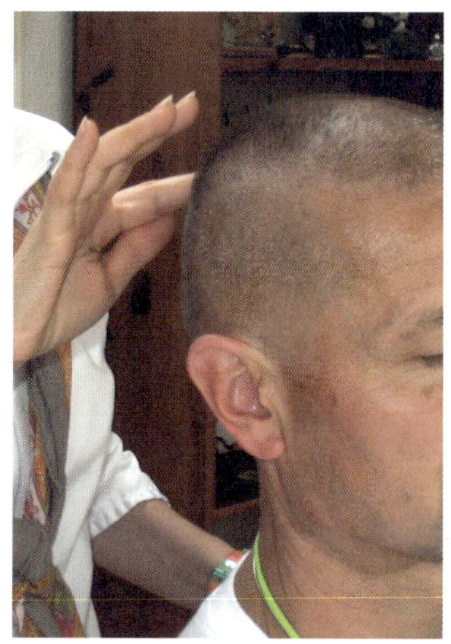
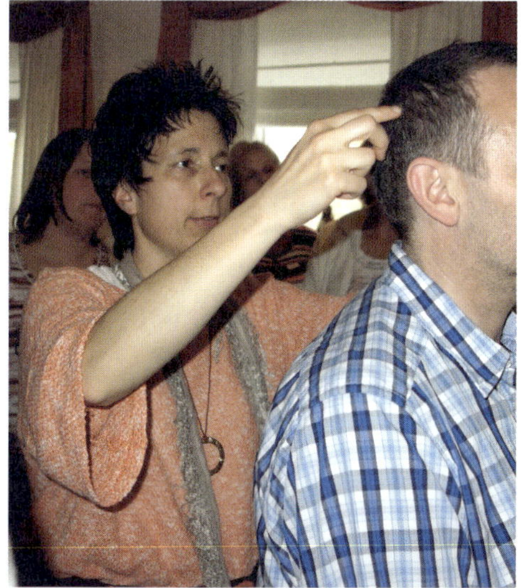

Von dort geht es beidhändig rechts und links weiter bis zwei Finger über das Ohr.

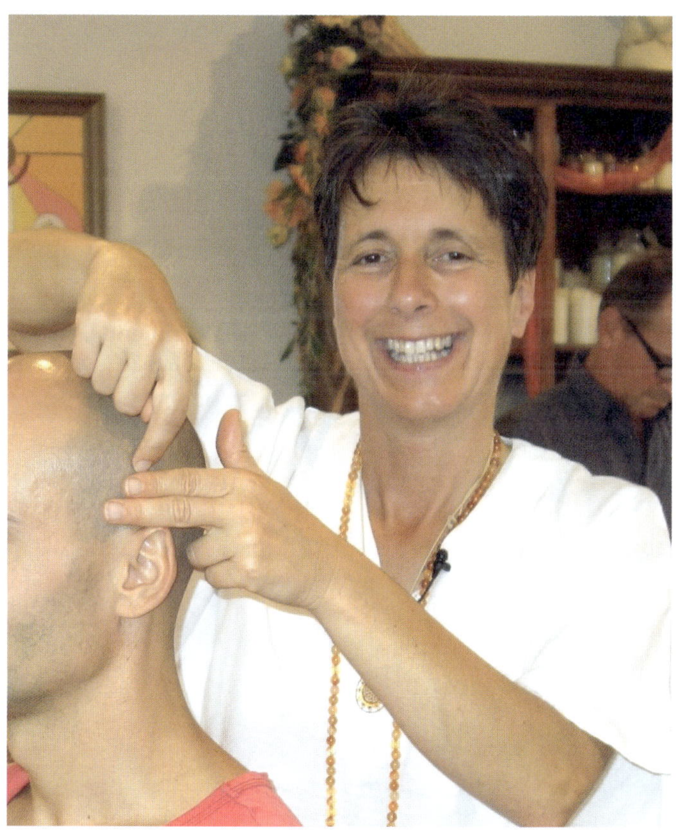

Anschließend wieder denselben Weg zurück oder man beginnt erneut von vorne. Je nachdem in welcher Lage sich der Klient befindet, zum Beispiel wenn er sitzt, kann es sein, dass Sie mit Ihrer Hand umgreifen und den Finger zwischendurch tauschen müssen. Hier geht zur Not auch einmal der Daumen.

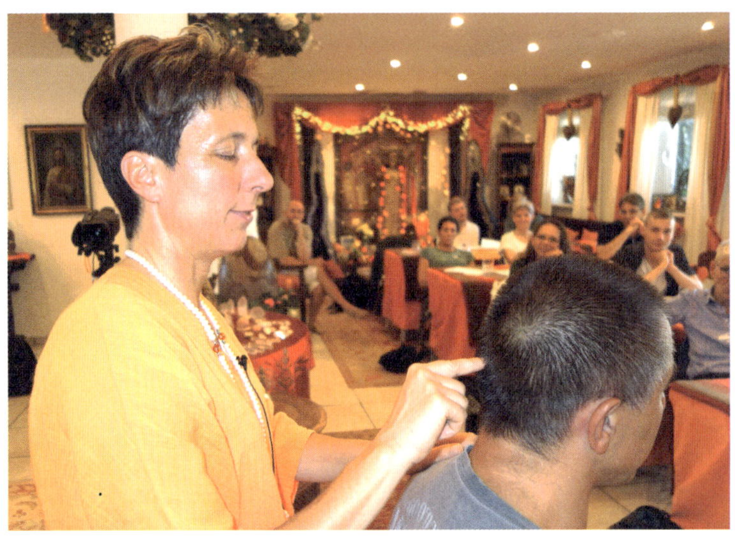

Die ganze Kopfbehandlung muss wegen der hohen Energie sehr schnell gehen und erfordert absolute Konzentration. Gerade hier dürfen Sie sich als Behandler nicht ablenken lassen und in ihrer Klarheit und Absichtslosigkeit bleiben. 5 Minuten genügen mit der Kopfarbeit.

So jetzt zum Schluss die Information auf die Sie gewartet haben. Natürlich können Sie diese Metamorphose auch bei sich selbst anwenden, dazu benötigen Sie nur etwas Beweglichkeit, um an Ihre Füße heranzukommen, notfalls nehmen Sie einen Massagestab als Verlängerung. Die Hände und der Kopf sind ja gut zu erreichen.

Fernheilung

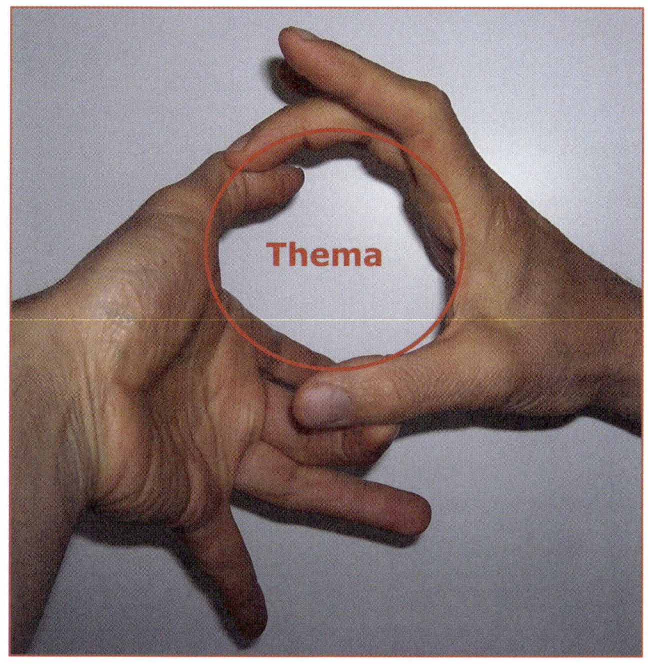

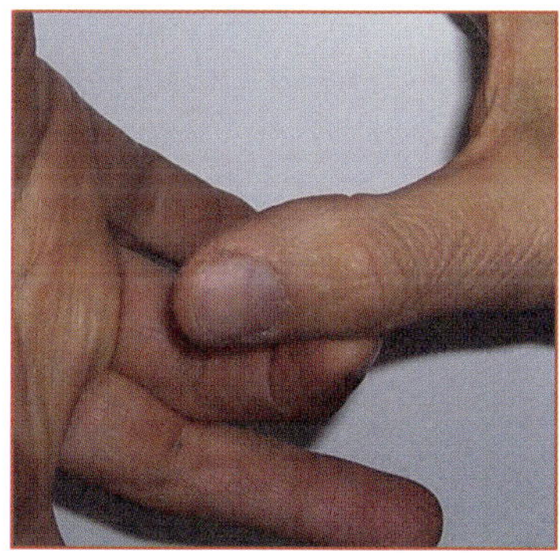

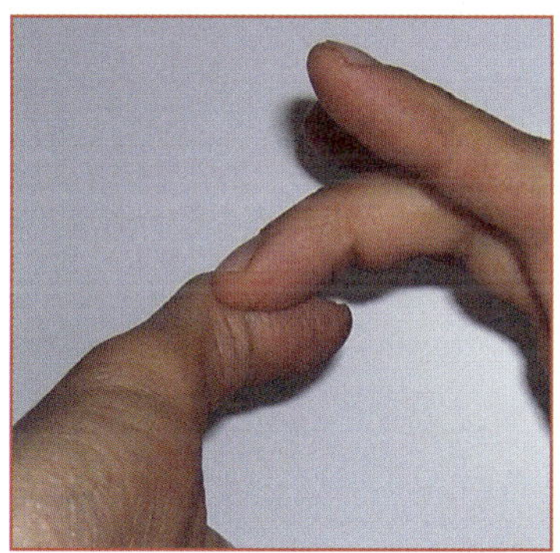

Der Mittelfinger der rechten Hand massiert den Daumen der linken Hand, und der Mittelfinger der linken Hand den Daumen der rechten Hand. Der Behandler als Katalysator konzentriert sich auf die Mitte und stellt sich dort das Thema, das Problem oder die zu behandelte Person vor.

Im Prinzip ist jeder Gedanke an jemanden oder etwas bereits eine Fernheilung bzw. ein Ferneinfluss. Je nach Konzentrationskraft und Motivation des Heilers ist die Fernheilung mehr oder weniger wirksam.

Wenn eine Person fernbehandelt wird, so muss diese vorher gefragt und informiert werden. Ausnahme ist die eigene Familie. So kann man zum Beispiel sehr gut kleine Kinder oder Babys mit der Metamorphose behandeln, die nie ihre Füße dafür ruhig halten könnten.

Man kann mit der Metamorphose jedes Problem behandeln, seien es Personen oder Tiere, Weltengeschehnisse, Politik oder übergeordnete Probleme. Jede Behandlung hilft, Energie und Absicht gehen nie verloren. Fangen Sie einfach an und probieren es aus.

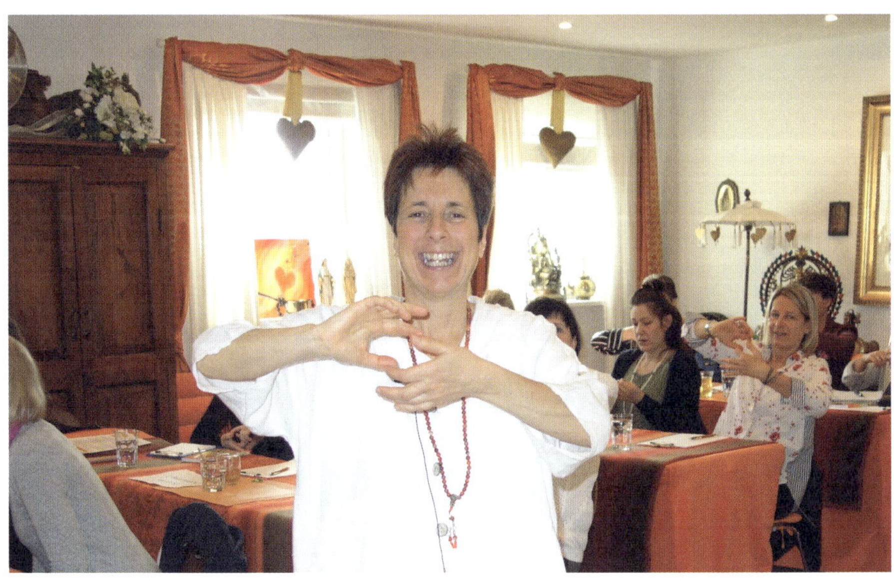

Die Geburt

Eine Aufzählung von Prof. Mag. rer. nat. Dr. habil. Hans Sachs.

Materielle Einflüsse bei der Geburt:

Ererbt durch die Gene der Eltern, mütterliches Erbe, väterliches Erbe, rassisches Erbe, menschliches Erbe. In der Abbildung symbolisiert durch einen Doppelkegel mit der Spitze in der Geburt. Das Leben liegt in der Achse des Drehkegels.

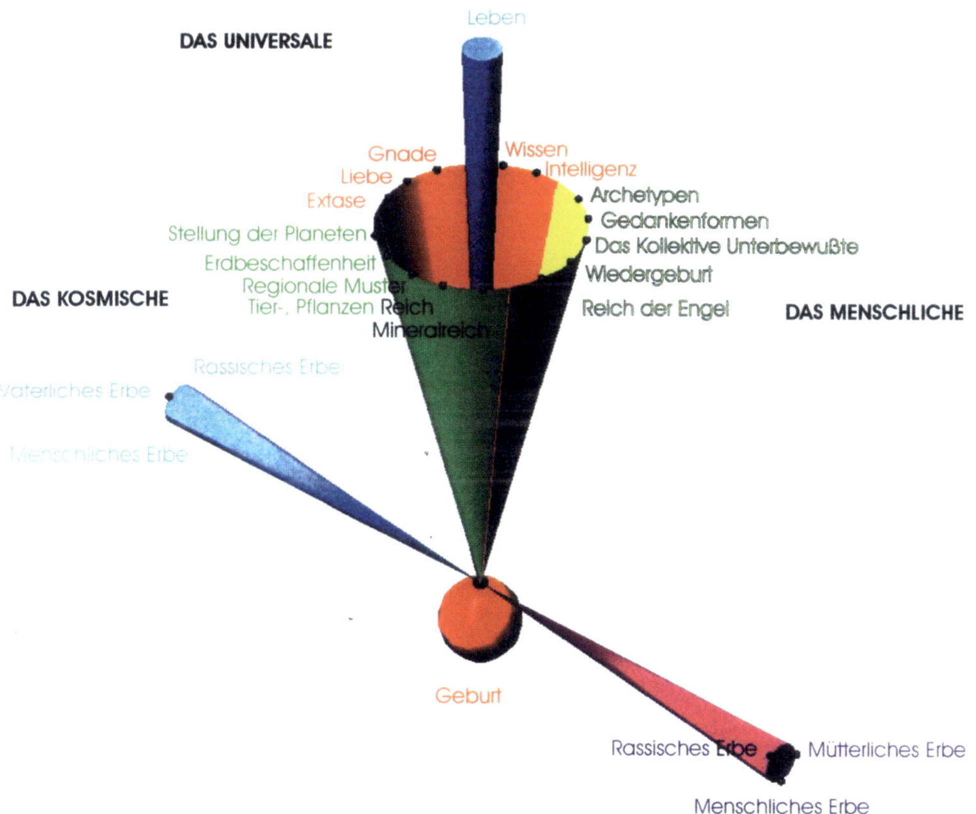

Materielle und nicht -materielle Einflüsse

Nicht Materielle Einflüsse bei der Geburt:

Sind kosmische Einflüsse, menschliche Einflüsse, universale Einflüsse. Siehe Innenseite des Drehkegels (grün, gelb und rot).

Kosmische Einflüsse bei der Geburt:

- *Stellung der Planeten: Einfluss der Gestirne zum Zeitpunkt der Geburt auf den Menschen.*
- *Veränderung des Erdkörpers und Einfluss von Sonne und Mond auf den blauen Planeten.*
- *Regionale Muster: Eigenheiten verschiedener Gebiete der Erde; z.B. ist das Leben in Finnland anders als in Spanien.*
- *Tier- und Pflanzenreich: Die Bereiche besitzen ein eigenes Bewusstsein, mit dem der Mensch Beziehungen eingehen kann.*
- *Mineralreich: Starkes dynamisches Muster auch für das Heilen sehr wichtig.*

Menschliche Einflüsse bei der Geburt:

- *Archetypen: Sind universelle Energiemuster, die die Arbeitsweise des unbewussten Geistes formen. Ein Beispiel ist die „Lähmende Angst" nach I. KANT.*
- *Gedankenformen: Schöpfungen des menschlichen Geistes über oder um ein Geschehen oder Ereignis. Das kollektive Unbewusste: Nach C.G. Jung das überindividuell Unbewusste.*
- *Wiedergeburt: Vorstellung von Geburt und erneutem Leben. Reich der Engel: Eine hierarchische Struktur der Weltregierung, die von einer höheren Dimension auf die Menschheit wirkt.*

Universale Einflüsse:

- *Ektase: Höchste Steigerung alles dessen, was in den Bereich des Lebens – und Kraftgefühls gehört.*

- *Außersich sein, Hingerissen sein, eine Sprengung des Ichs. Es ist das reinste Gefühl in positivem Sinn.*
- *Liebe: Zustand extremer Güte und Zuneigung, unabhängig von Eros.*
- *Gnade: Zuwendung Gottes zu den Menschen und Vergebung menschlicher Sünden.*
- *Wissen: Menge der erworbenen Erkenntnisse und Einsichten.*
- *Intelligenz: Leistungsgrad der psychischen Funktion bei der Bewältigung neuer, meist schwieriger Sachlagen. Intelligenz ist weitgehend unabhängig vom Wissen zu sehen.*

Der Körper ist kein dummer Ledersack, in den man Pillen einwerfen sollte, sondern eine eigenständige hohe Intelligenz, die noch lange nicht erforscht ist.

Eigentlich ein hochkomplexes energetisches System, das mit allem, was existiert verbunden ist. Wer denkt, eine Pille könnte die Seele heilen, lebt noch in der Steinzeit. Die meisten heutigen Krankheiten entstehen nur durch Nebenwirkungen von Medikamenten, Impfungen, Umweltgiften und durch falsche Ernährung. Wer möchte schon einen Arzt, der sagt: Hören Sie mit dem Rauchen auf?

Aus meinen langjährigen Erfahrungen im Heilzentrum mit schwerstkranken und austherapierten Menschen kann ich sagen:

Heilung und Gesundheit sind immer möglich, egal was man hat! Es ist nie zu spät!

Der Lebenskalender

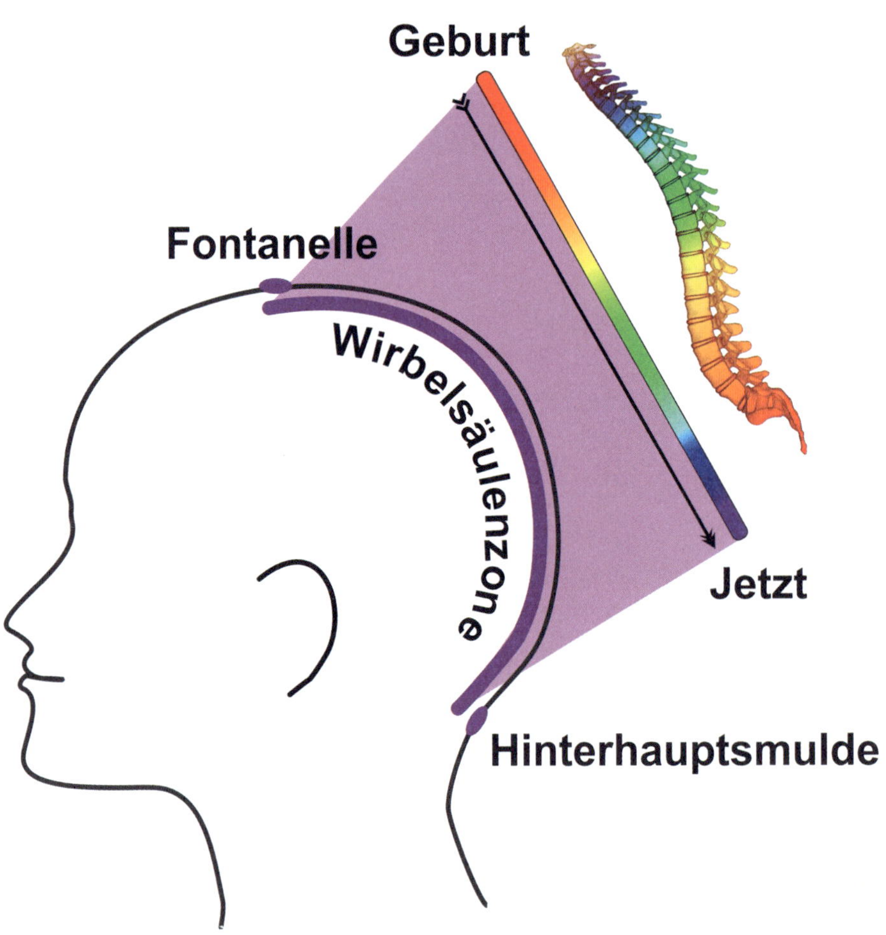

Lebenskalenderbehandlung

Eine ähnliche Behandlung wie die Metamorphose-Kopfzonenbehandlung kommt aus dem Bereich der Geistheilung und nennt sich die Heilung des Lebenskalenders. Dies ist überaus zutreffend und sehr wirkungsvoll. Mit dieser Methode behandelt man seine energetische Vergangenheit von Geburt bis zum Jetzt. Die Entdeckung der Vorgeburtsreflexzone ist nur ein kleiner Teil von dem was sich in der Wirbelsäulenzone noch alles verbirgt. Die Wirbelsäule ist unsere Zeitachse. Behandeln wir die Wirbelsäulenzone, behandeln wir auch unsere Vergangenheit. Am Kopf, über dem ersten Halswirbel, der auch den Eintritt in dieses Leben symbolisiert, geht das hervorragend.

Die Heilung der Lebenszeitachse bringt einen ungeheuren Fortschritt in die Reflexzonentherapie und Geistheilung. Lebensveränderte Ereignisse in der Vergangenheit, negative Erlebnisse, Unfälle, Traumata schränken die Gesundheit im „Jetzt und Heute" ein. Behandelt man die blockierenden ungesunden Ereignisse in der Zeitlinie, heilt der Mensch im hier und jetzt sofort von selbst.

Der Lebenskalender verläuft von der großen Fontanelle bis zum Hinterhauptsrand. Auch wieder auf der Wirbelsäulenzone und fast genauso wie bei der Metamorphose. Nur der Anfangspunkt und der Endpunkt sind unterschiedlich. Natürlich wird dies auch immer von Ihrer Denkweise beeinflusst. Es macht viel aus ob der Heiler denkt er behandelt den Lebenskalender oder die vorgeburtliche Entwicklung.

Die große Fontanelle heißt übrigens wörtlich übersetzt „große Quelle" und bezeichnen beim Erwachsenen die zusammengewachsenen Schädelknochen, die man als kleine Kule oben auf dem Kopf ertasten kann.

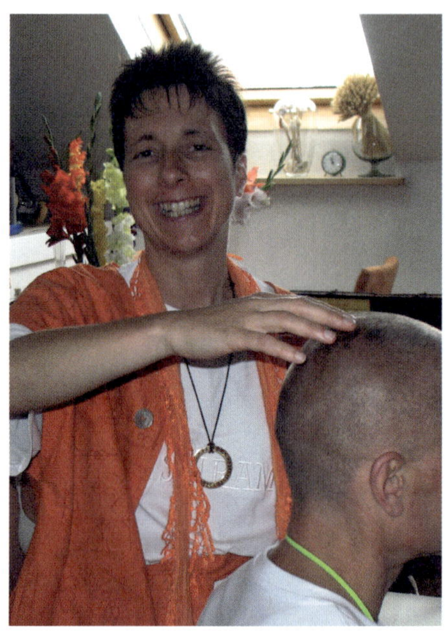

Sie können den Lebenskalender von der Fontanelle bis zum Hinterhauptsrand genauso mit den kreisenden Bewegungen behandeln wie bei der Metamorphose. Hier geht das auch mit beiden Händen gleichzeitig. Wichtig allerdings ist noch sanfter, noch leichter, noch konzentrierter, noch liebevoller mit sehr viel Gefühl und natürlich ohne eigene Gedanken! 5-10 Minuten sind auch hier ausreichend. Lieber öfters wiederholen.

Auch die Metamorphosebehandlung sollte man regelmäßig wiederholen. 4mal mindestens. Gerade bei sich selbst sollte man die Behandlung regelmäßig durchführen. Hier kann man sich täglich behandeln und dafür dann zum Beispiel auch die Behandlungszeit kürzen. So kann man sich zum Beispiel abends im Bett 15 Minuten lang behandeln. Einmal nur die Füße, am nächsten Tag die Hände und so weiter. Auch die Familie sollte man nicht vergessen. Ehepartner, Eltern und Kinder. Schnappen Sie sich die Füße abends auf der Couch und niemand wird nein sagen. Es wird der ganzen Familie guttun. Fangen Sie gleich an und heben Sie sich das letzte Kapitel für morgen auf!

Die Organuhr nach den 5 Elementen

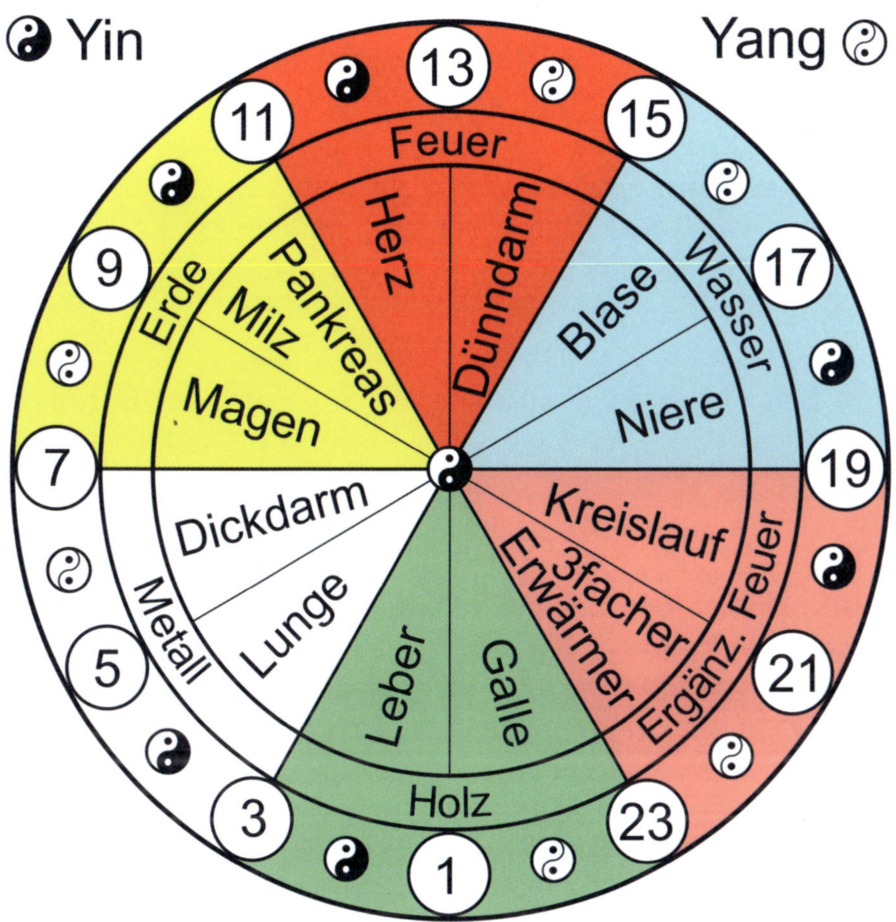

Diese Karte zeigt die Uhrzeit an, an der die Organe am stärksten arbeiten. Die Farbzuordnungen sind nach der chinesischen Fünf - Elementen Lehre ausgewählt.

Die Organuhr aus der traditionellen chinesischen Medizin zeigt Ihnen hier noch weitere Zusammenhänge der Organsysteme im Körper.

Jedes Organ hat seinen eigenen Rhythmus, wie der Mensch auch. Aktive Phasen und Ruhephasen. Die aktiven Phasen sind die Maximalzeiten auf der Organuhr, die Gegenüberliegenden Urzeiten die Ruhephasen. So kann es sein, dass Reflexzonen zum Beispiel zu bestimmten Uhrzeiten schmerzen und sich melden und dann wieder unauffällig sind. So spielt auch die Uhrzeit bei der Reflexzonenbehandlung eine Rolle, jenachdem welches Organ betroffen ist.

Ein paar kleine Beispiele vorab: Zuerst der berühmte 17 Uhr Tee. Hier arbeiten Niere und Blase am stärksten und es ist gut hier auch seinen Tee zu trinken. Nach 19 Uhr sollte man nichts mehr essen. Wacht man nachts zwischen 2 und 3 Uhr auf hat man zu spät gegessen und die Leber ist überlastet. Sie braucht nachts Ruhe, um Gallenflüssigkeit zu bilden. Deswegen sollte man auch vor 12 Uhr ins Bett gehen. Wird man nachts zwischen 3 und 4 Uhr wach, haben die Lungen ein Problem und melden sich, weil der Körper Sauerstoff braucht. Am besten die Fenster öffnen und Luft hereinlassen.

Morgens sollte auch ausgiebig Zeit für die Toilette sein, um den Darm zu erleichtern. Der Darm hat übrigens auch Reflexzonen!

Reflexzonen des Dickdarms

Der Dickdarm und seine Wechselwirkung mit anderen Körperorganen

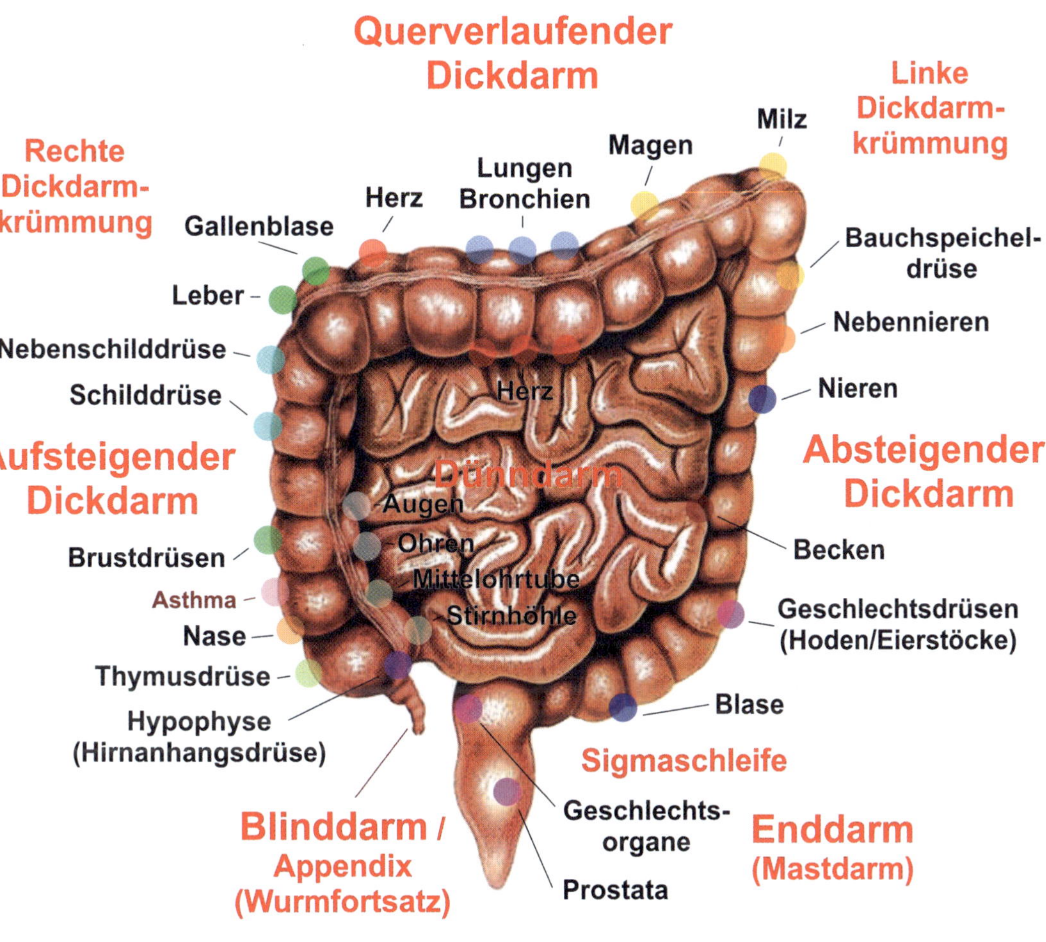

Ein gesunder Darm durch eine gesunde Ernährung und gesunde Emotionen ist die Voraussetzung für einen gesunden Körper!

Die 5 Elemente

Die **Fünf-Elemente-Lehre** (Fünf Wandlungsphasen) ist eine daoistische Theorie zur Naturbeschreibung. Sie ist grundlegende Philosophie zum Beispiel im I Ging, Shiatsu, Feng Shui, Qigong, Ayurveda und in der Traditionellen Chinesischen Medizin (TCM). In der Fünf-Elemente-Lehre ist das Dao, die schöpferische Funktion des großen Einen, selbst unbenennbar und tritt als Erkenntnis im Dualismus als Yin und Yang in Erscheinung.

In der chinesischen Medizin ist der Mensch, ganzheitlich betrachtet, ein Teil des Kosmos und wird durch die Kraft des Kosmos belebt. Diese Kraft fließt als Qi (Lebensenergie) durch Energiebahnen im menschlichen Körper. Diese Energiebahnen oder Funktionskreise nennt man auch Meridiane.

Davon gibt es 12 Hauptmeridiane die in 6 Yang-Energiebahnen, die aktiv arbeiten, und in 6 Yin Energiebahnen die passiv und aufnehmend sind, unterteilt werden. Wenn die Elemente in den Meridianen ausgeglichen sind, ist der Mensch gesund, wenn Yin und Yang das Gleichgewicht durch die ständigen Lebensprozesse, inneren Veränderungen und Anpassungen verlieren, kommt es zu Gesundheitsstörungen.

Der sog. Dreifach-Erwärmer (3E) stellt kein eigenes Organ dar, sondern umfasst die Summe der Funktionen der Organe des Immunsystems, der Kontrolle des Körperkreislaufs, des Lymphflusses und des Stoffwechsels.

Element:	**Holz**	**Feuer**	**Erde**	**Metall**	**Wasser**
Yin Meridian:	**Leber**	**Herz, Kreislauf**	**Milz, Pankreas**	**Lunge**	**Niere**
Yang Meridian:	**Gallenblase**	**Dünndarm, 3E**	**Magen**	**Dickdarm**	**Blase**
Funktion:	Verteilung, Speicherung	Aufnehmen, Umwandeln	Verdauung, Säfte	Austausch	Reinigung
Jahreszeit:	Frühling	Sommer	Spätsommer	Herbst	Winter
Klima:	Wind	Hitze	Feuchtigkeit	Trockenheit	Kälte
Farbe:	Grün, Blaugrün	Rot	Gelb, Orange	Silber, Grau, Weiß	Blau, Schwarz
Körpergewebe:	Muskeln, Sehnen	Blutgefäße	Bindegewebe	Haut, Nerven	Knochen, Gelenke
Körperflüssigkeit:	Tränen	Blut, Schweiß	Speichel, Schleim	Schleim, Lymphe	Urin
Sinnesorgan:	Augen	Zunge	Mund	Nase	Ohren
Geschmack:	sauer	bitter	süß	scharf	salzig

Störungen des 3E zeigen sich in Kältegefühle, Anfälligkeit für Erkältungen und Grippe, Verdauungsstörungen, Neigung zu allergischen Reaktionen, Verspannungen am Hals, Kopfschmerzen, Empfindlichkeit bei Temperaturschwankungen, Ohrgeräuschen, Ohrenschmerzen, Schwindelgefühlen, Benommenheit, Kopfschmerzen, Völlegefühl, Verdauungsstörungen, Kältegefühl im Unterbauch.

Die Interaktion der 5 Elemente bewirkt einen Funktionsablauf (Kreislauf) des Lebens. Die Organuhr beschreibt deren Zusammenspiel im Tagesrhythmus. Jedes Organ hat im Tagesverlauf eine 2-stündige Hochphase (Maximalzeit) und genau 12 Stunden später eine Tiefphase (Minimalzeit). Beschwerden, die gehäuft zu bestimmten Tageszeiten auftreten bzw. zu bestimmten Tageszeiten abgeschwächt sind, können auf einen Bezug zu den jeweiligen Organen hinweisen. Verstärken sich Beschwerden während der Maximalzeit eines Organs, spricht man von "Fülle-Beschwerden", in der Minimalzeit von "Leere-Beschwerden".

Nach der klassischen Lehre der Akupunktur beginnt die Organuhr morgens um **3 Uhr** (Maximalzeit der Lunge). Jetzt hat die über Nacht regenerierte Energie die Oberfläche erreicht. Zwischen **3-4 Uhr** wird Melatonin ausgeschüttet, welches wichtig für ein gutes Durchschlafen ist. Zwischen **4-5 Uhr** erfolgt ein Blutdruckanstieg. Menschen mit Herzinsuffizienz wachen um diese Zeit auf, weil sie wegen ihres Lungenödems schlecht Luft bekommen. Zwischen **5-6 Uhr** erfolgt ein Testosteronschub, darum sind viele Männer morgens besonders gerne aktiv. Ca. um **6 Uhr** wird Kortisol ausgeschüttet und weckt den Körper. **7-9 Uhr** läuft die Verdauung auf Hochtouren (Stuhlgang). Daher auch der Spruch: "Iss morgens wie ein Kaiser, mittags wie ein Edelmann und abends wie ein Bettler", denn 12 Stunden später (19-21 Uhr) befindet sich der Magen in seiner Tiefphase. Die Nahrung wird über Nacht kaum verdaut und man hat morgens keinen Appetit. Deshalb sollte man nach 19 Uhr nur sehr leicht verdauliche Speisen zu sich nehmen, ansonsten entstehen Fäulnis und Gärstoffe. Besonders Rohkost sollte vermieden werden, da sich über Nacht Alkohole bilden, die die Leber auf Dauer stark schädigen können.

Zwischen **9-10 Uhr** ist der Körper sehr widerstandsfähig, die Körpertemperatur erreicht ihr Maximum. **10-11 Uhr** ist die geistige Lernfähigkeit, besonders das Kurzzeitgedächtnis, am höchsten. Eine gute Zeit für Prüfungen. **11-13 Uhr** ist eine gute Zeit für körperliche Belastungen. **13 Uhr** kommt das Mittagstief, denn das Blut wird für die Verdauung benötig. Zeit für einen Mittagsschlaf. Wer jetzt Sport treibt, beeinträchtigt seine Verdauung. **13-14 Uhr** Gallensäurenproduktion. **14 Uhr** Blutdruck und Hormonspiegel sinken. Um **15 Uhr** ist das Mittagstief überstanden, man fühlt sich energiegeladen. Zwischen **15-16 Uhr** hat das Langzeitgedächtnis seine Hochphase. Um ca. **16 Uhr** erreichen Blutdruck und Kreislauf ihr Maximum, die Urinausscheidung ist besonders hoch, deswegen trinkt man den **17 Uhr** Tee. **19 Uhr** Blutdruck und Puls werden heruntergefahren. **20-21 Uhr** Erholungsphase und Entspannung der Hauptorgane. Bei Störungen treten Depressionen auf. Um **21 Uhr** gehen die Verdauungsorgane in die Erholungsphase über. **21-23 Uhr** ist der 3E aktiv, hier wird die Bettwärme erzeugt, später als 23 Uhr sollte man nicht schlafen gehen. Zwischen **22-23 Uhr** ist das Immunsystem sehr aktiv, die Hormondrüsen regenerieren sich. Jetzt ist eine gute Zeit zum Meditieren. Um **23-01**

Uhr werden die Vitalfunktionen wie Blutdruck, Herzfrequenz und Temperatur gesenkt, der Stoffwechsel wird träge. Hautregeneration beginnt. Bei Organstörungen ist das die Zeit der Gallenkoliken. Zwischen **1-3 Uhr** ist die Leistungsfähigkeit auf dem Tiefpunkt, große Entgiftungsphase der Leber. Menschen mit Leberproblemen und/oder Migräne (oft durch schwache Leber verursacht) wachen in dieser Zeit häufig auf.

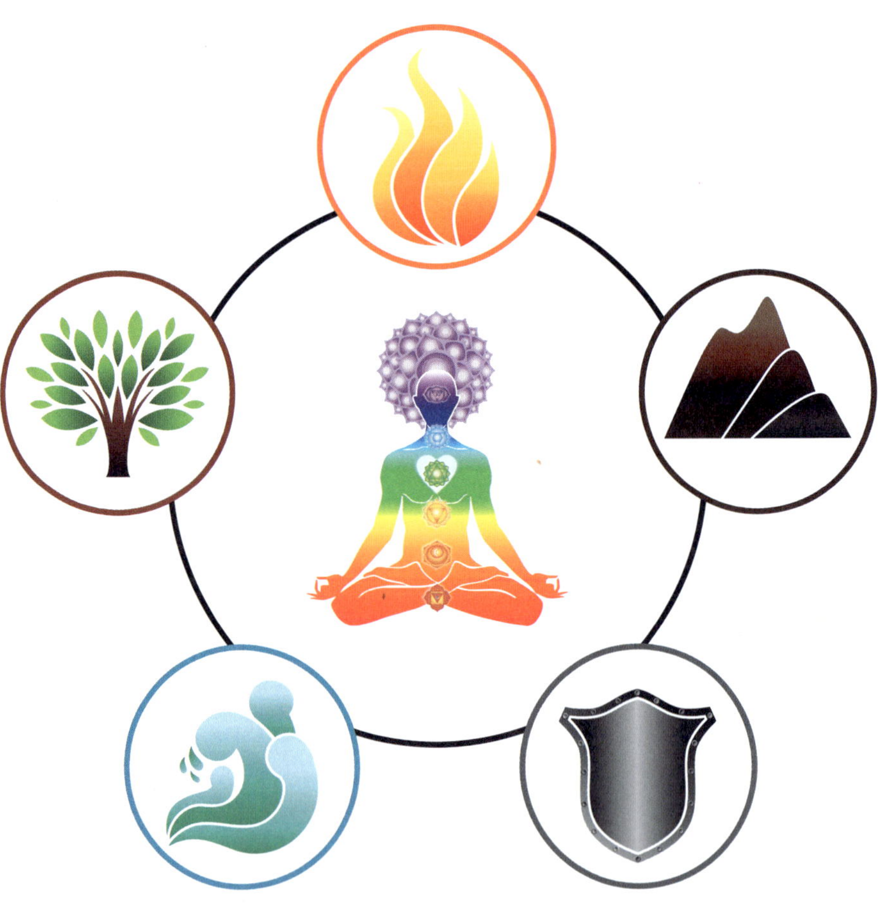

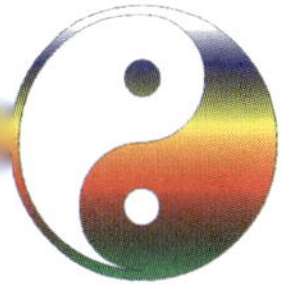

Die Fünf-Elemente

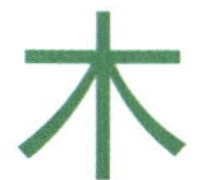

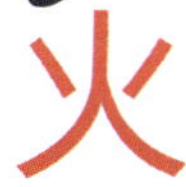

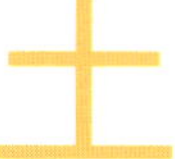

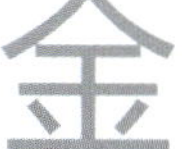

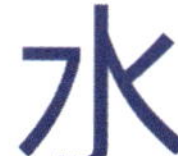

lement:	Holz	Feuer	Erde	Metall	Wasser
in Meridian:	**Leber**	**Herz, Kreislauf**	**Milz, Pankreas**	**Lunge**	**Niere**
ang Meridian:	**Gallenblase**	**Dünndarm, 3-Erwärmer**	**Magen**	**Dickdarm**	**Blase**
laximalzeiten:	23.00 – 3.00 Uhr	11–15, 19–23 Uhr	7.00 – 11.00 Uhr	3.00 – 7.00 Uhr	15.00-19.00 Uhr
Vandlungsphase:	Aufbruch, Expansion Entwicklung	dynamische Phase, Aktion	umwandelnd, verändernd	Reife, Kontraktion, Ablösung, sinken	Betrachtung, Ruhe Lageerfassung
ebensalter:	Geburt, Wachstum	Ausbildung, Entwicklung	Reife, Übergang	Nachreife, Ernte	Abbau, Genuss der Ernte
ageszeit:	Morgen	Mittag	Nachmittag	Abend	Nacht
unktion:	Verteilung, Speicherung	Aufnahme, Umwandlung	Verdauung, Säfte	Austausch mit der Umgebung	Reinigung
ahreszeit:	Frühling	Sommer	Spätsommer	Herbst	Winter
lima:	Wind	Hitze	Feuchtigkeit	Trockenheit	Kälte
limmelsrichtung:	Osten	Süden	Mitte	Westen	Norden
arbe:	Grün, Blaugrün	Rot	Gelb, Orange	Silber, Grau, Weiß	Blau, Schwarz
Vochentag:	Donnerstag	Dienstag	Samstag	Freitag	Mittwoch
örpergewebe:	Muskeln, Sehnen	Blutgefäße	Bindegewebe	Haut, Nerven	Knochen, Gelenke
örperflüssigkeit:	Tränen	Blut, Schweiß	Speichel, Schleim	Schleim, Lymphe	Urin
innesorgan:	Augen	Zunge	Mund	Nase	Ohren
ynamik:	gehen	laufen, ruhen	sitzen	liegen	stehen
eist:	Seele, Inspiration	Liebe, Bewusstsein	Intellekt	Instinkt	Lebenswille, Libido
igenschaften:	Kontrolle	Inspiration	Intelligenz	Vitalität	Wille
ugenden:	Güte	Sittlichkeit	Vertrauen	Redlichkeit	Weisheit
emperament:	cholerisch	schwankend	phlegmatisch	melancholisch	ängstlich
Vahrnehmung:	Augen, sehen	Zunge, sprechen	Mund, schmecken	Nase, riechen	Ohren, hören
efühl:	Ärger, Wut	Freude, Mut	Mitgefühl, Sorge	Trauer, Kummer	Angst, Furcht
usdruck:	schreien	lachen	singen	weinen	murren, stöhnen
eaktion:	spirituell	melancholisch	aufstoßen, rülpsen	husten, kratzen	zittern, schütteln
eschmack:	sauer	bitter	süß	würzig, scharf	salzig
rucht:	Pflaume, Nektarine	Aprikose	Jujube, Dattel	Pfirsich	Kastanie
emüse:	Schnittlauch, Lauch	Schalotte	Topinambur	grüne Zwiebel	Sojablätter
etreide:	Gerste, Roggen	Hirse, Weizen	gelbe Hirse, Mais	Reis	rote Bohnen
orm:	Zylinder	Pyramide	Quader	Kuppel	irregulär
onleiter:	Terz	Quinte	Prime	Sekunde	Sexte
lanet:	Jupiter	Mars	Saturn	Venus	Merkur
ier:	Drache	Feng Huang	Qilin	Tiger	Schildkröte
2 Erd/Tierzeichen:	Tiger, Hase	Schlange, Pferd	Drache, Schaf, Hund, Ochse,	Affe, Hahn	Schwein, Ratte
raftausdruck in:	Nägeln	Gesicht, Teint	Bindegewebe, Lippen	Körperhaare	Kopfhaare, Zähne
i-Bewegung:	drehen, schwanken	meditieren	umarmen, halten	gähnen	bereit loszulassen
rankheitsgeruch:	ranzig, sauer	verbrannt	duftend, süßlich	verdorben, modrig	faulig, verwesend
öglich bei berenergie:	Aggression, zuviel sprechen, Jähzorn	unaufhörliches Lachen, Gier	Wiederholung, Zwangsvorstellung	Zukunftsangst, Stöhnen, Traurigkeit	Autoritätssucht, Wagemut
öglich bei nterenergie:	Materialismus, Koordinationsmangel	schüchtern, Unruhe, Identitätsverlust	Vergesslichkeit, Ekel, Angst	Depressionen, Kontaktverlust	Unentschlossenheit, Willensschwach

Die Fünf Wandlungsphasen der 5 Elemente: Holz, Feuer, Erde, Metall und Wasser.

Die Fünf-Elemente-Lehre wird auch als Lehre **der „Fünf Wandlungsphasen"** bezeichnet.

In der TCM wird der Mensch ganzheitlich betrachtet. Er ist ein Teil des Kosmos und wird durch die Kraft des Kosmos belebt. Somit unterliegt er auch natürlichen Rhythmen.

Die universelle kosmische Lebensenergie fließt und zirkuliert durch die Meridiane im menschlichen Körper. Dieser Energiefluss des Lebens ist natürlichen und kosmischen Gesetzen unterworfen. Diese Gesetze sind im Rad der 5 Wandlungsphasen in der nächsten Abbildung verdeutlicht.

Kein Element gibt es alleine. Jedes Objekt, jedes Tier und jeder Mensch enthält alle fünf Elemente in unterschiedlichen Anteilen. Die Elemente stehen in Beziehung zueinander und helfen sich einander in dieser Reihenfolge:

Holz, Feuer, Erde, Metall und Wasser.

Holz: Aufbruch, Entwicklung eines Handlungsimpulses, Idee, Expansion, Steigen
Feuer: Ausgestaltung, dynamische Phase, Aktion
Erde: wandelnd, umwandelnd, verändernd, Fruchtbildung
Metall: Reife, Kontraktion, Kondensation, Ablösung, Sinken
Wasser: Betrachtung, Lageerfassung, Ruhe

Die 5 Wandlungsphasen der 5 Elemente

Yin

Yang

Erschöpfungszyklus

Ernährungszyklus

Überwindungszyklus

Feuer

Kreislauf-Dreifacherwärmer

Herz-Dünndarm

Holz

Leber-Galle

Erde

Pankreas

Milz-Magen

zerstört

erstickt

brennt

Asche

bricht

erstickt

löscht

verdampft

nimmt auf

schmilzt

macht stumpf

erodiert

trocknet

schneidet

saugt

ernährt

ergibt

verbraucht

kondensiert

rostet

Wasser

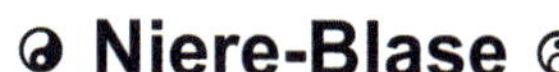

Niere-Blase

Metall

Lunge-Dickdarm

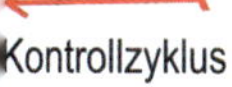

Kontrollzyklus

Die fünf Elemente stellen **Wandlungsphasen** von Prozessen oder Aktionsqualitäten dar.

Es handelt sich um Aspekte eines dynamischen Ablaufes, der als zyklisch erlebt und in einem fünfgeteilten Kreis im Uhrzeigersinn dargestellt wird. Die Vorstellung organischer Prozesse als zyklisch, bedeutet jedoch nicht eine stetige, monotone Wiederholung, sondern beinhaltet ebenso eine Evolution: jeder Durchlauf (Zyklus) verändert die Ausgangslage des folgenden Durchlauf.

Die im Fünf-Elemente-Zyklus wechselnden Phasen werden häufig an der Jahreszeitenfolge verdeutlicht:

Wasser steht unten als ruhender Ausgangspunkt und wesentlicher Bestandteil jeder Dynamik und entspricht dem Winter.

Holz folgt als vorbereitende, expandierende Phase, Frühling. Feuer bildet den Höhepunkt der eigentlichen Aktion; es steht für den Sommer.

Erde steht für den wandelnden Aspekt, der im zyklischen Prozess Evolution bewirkt sowie den Spätsommer.

Metall konzentriert und strukturiert die Aktion, dies gewährleistet die Wirkung der Aktion, entsprechend der Reifung im Herbst.

Dem schließt sich wieder die Ruhephase, das **Wasser**, an.

Wenn die Elemente in den Meridianen ausgeglichen sind ist der Mensch gesund!

Wenn Yin und Yang das Gleichgewicht durch die ständigen Lebensprozesse, inneren Veränderungen und Anpassungen, verlieren, kommt es zu Gesundheitsstörungen.

Der 5 Elemente Zyklus: 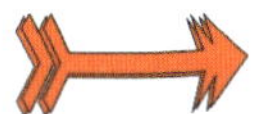

Dieser wird auch als **ernährender Zyklus**, erzeugende Phase oder aufbauende Phase beschrieben. In der besprochenen Reihenfolge (zyklisch im Uhrzeigersinn) nähren die Elemente einander, das eine Element gebiert das andere Element.

- Holz lässt Feuer brennen,
- Die Asche reichert die Erde mit Nährstoffen an,
- Erde bringt Erze/Metalle hervor,
- Spurenelemente/Metalle beleben Wasser,
- Wasser nährt Bäume und Pflanzen = Holz.

Schwächungszyklus, Erschöpfungszyklus: 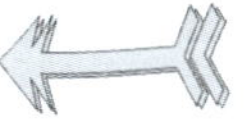

Wird ein Element überbeansprucht, entzieht es dem vorherigem Energie. Jedes Element entwickelt sich durch Schwächung seines Vorgängers im Nährungszyklus (zyklische Relation entgegen dem Uhrzeigersinn).

- Feuer verbrennt Holz,
- Holz saugt Wasser auf,
- Wasser korrodiert Metall,
- Metall zieht Mineralien aus der Erde, und
- Erde erstickt Feuer.

Kontrollzyklus: ←

Mangel oder Überfluss eines der fünf Elemente stören den lebendigen Organismus.

Kontrollierende Eingriffe können nicht willkürlich erfolgen ohne den Prozess zu stören. In der westlichen Medizin wird das kranke Organ direkt behandelt, es wird symptombasierend eingegriffen. In der chinesischen Medizin wird das schwache Glied im Zyklus gestärkt und somit der ganze Körper wieder in Harmonie gebracht.

- Wasser löscht Feuer,
- Feuer schmilzt Metalle,
- Eine Axt (Metall) spaltet das Holz,
- Bäume und Pflanzen (Holz) entziehen der Erde Nährstoffe, Wurzeln halten die Erde zusammen,
- Staudämme (Erde) halten Wasser auf. Erde verschmutzt Wasser.

Schädigungszyklus: ←------------

Auch Überwindungszyklus genannt.

Diese entgegengesetzte Relation (auf den Vor-Vorgänger) ist zerstörend und verletzend.

- Wasser weicht Erde auf (Erosion),
- Erde erstickt Holz,
- Holz macht Metall stumpf,
- Metall nimmt Hitze (Feuer) auf,
- Feuer verdampft das Wasser.

Die Muskel-Organuhr

Die fünf Elemente Holz, Feuer, Metall, Wasser und Erde spiegeln sich im Menschen und in seinen Organen wider. Bei Schwächen in einem Element zeigt sich der Energieverlust im dazugehörigen Muskel.

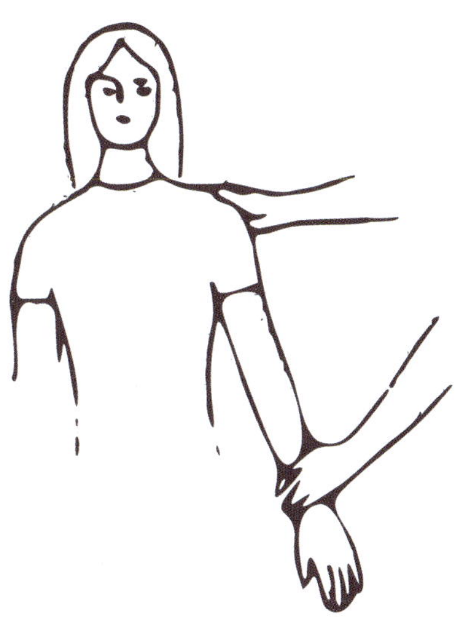

Kinesiologie ist eine vergleichsweise junge Disziplin der Alternativmedizin. Sie beruht auf der Vorstellung, dass alle vom Menschen gemachten Erfahrungen im Nervensystem und dem Zellgedächtnis der Muskeln gespeichert sind. Sie ist eine Art körpereigene Feedback-Methode, bei der der Körper durch einen Muskeltest rückmeldet, was ihm fehlt und wie man dies wieder in Ordnung bringen kann.

Die Organuhr zeigt die natürliche Funktion und den Rhythmus der 5 Grundkräfte des Menschen auf. Sind Muskeln gestört oder haben Kraftverlust, kann man dadurch Rückschlüsse auf die betroffenen Elemente ziehen. Energieverlust in einem Element zeigt eine unausgeglichene Lebensweise an.

Man kann auch anderseits durch Dehnungs- und Muskelübungen Störungen im Energiefluß auflösen. Durch die Kinesiologie kann man die Muskeln wieder ins Gleichgewicht bringen und die emotionalen Blockaden, die den Muskel verkrampft haben, beheben.

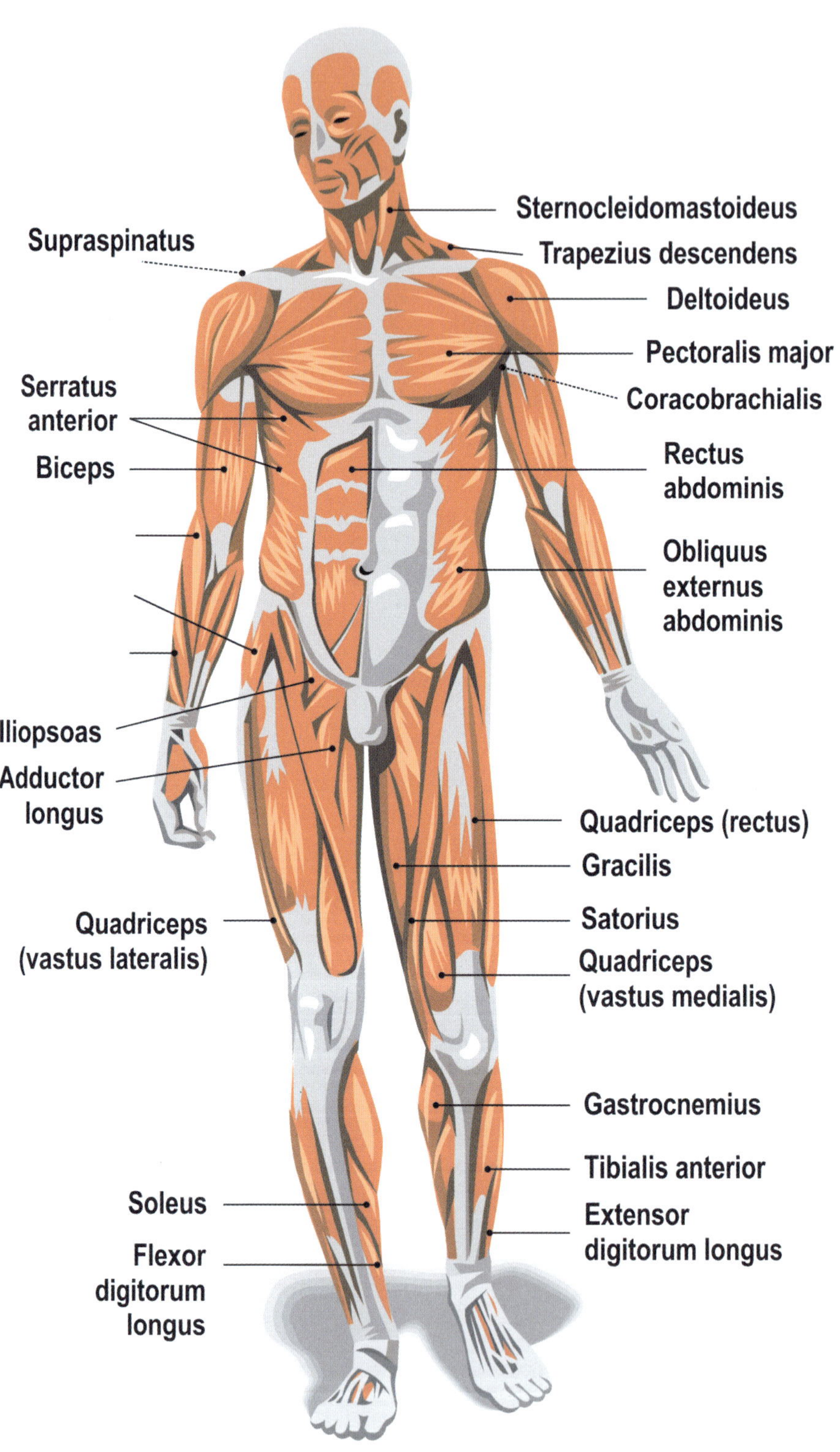
Sternocleidomastoideus
Supraspinatus
Trapezius descendens
Deltoideus
Pectoralis major
Serratus anterior
Coracobrachialis
Biceps
Rectus abdominis
Obliquus externus abdominis
Iliopsoas
Adductor longus
Quadriceps (rectus)
Gracilis
Quadriceps (vastus lateralis)
Satorius
Quadriceps (vastus medialis)
Gastrocnemius
Tibialis anterior
Soleus
Extensor digitorum longus
Flexor digitorum longus

Muskel-Organuhr

der 5 Elemente und Kinesiologie

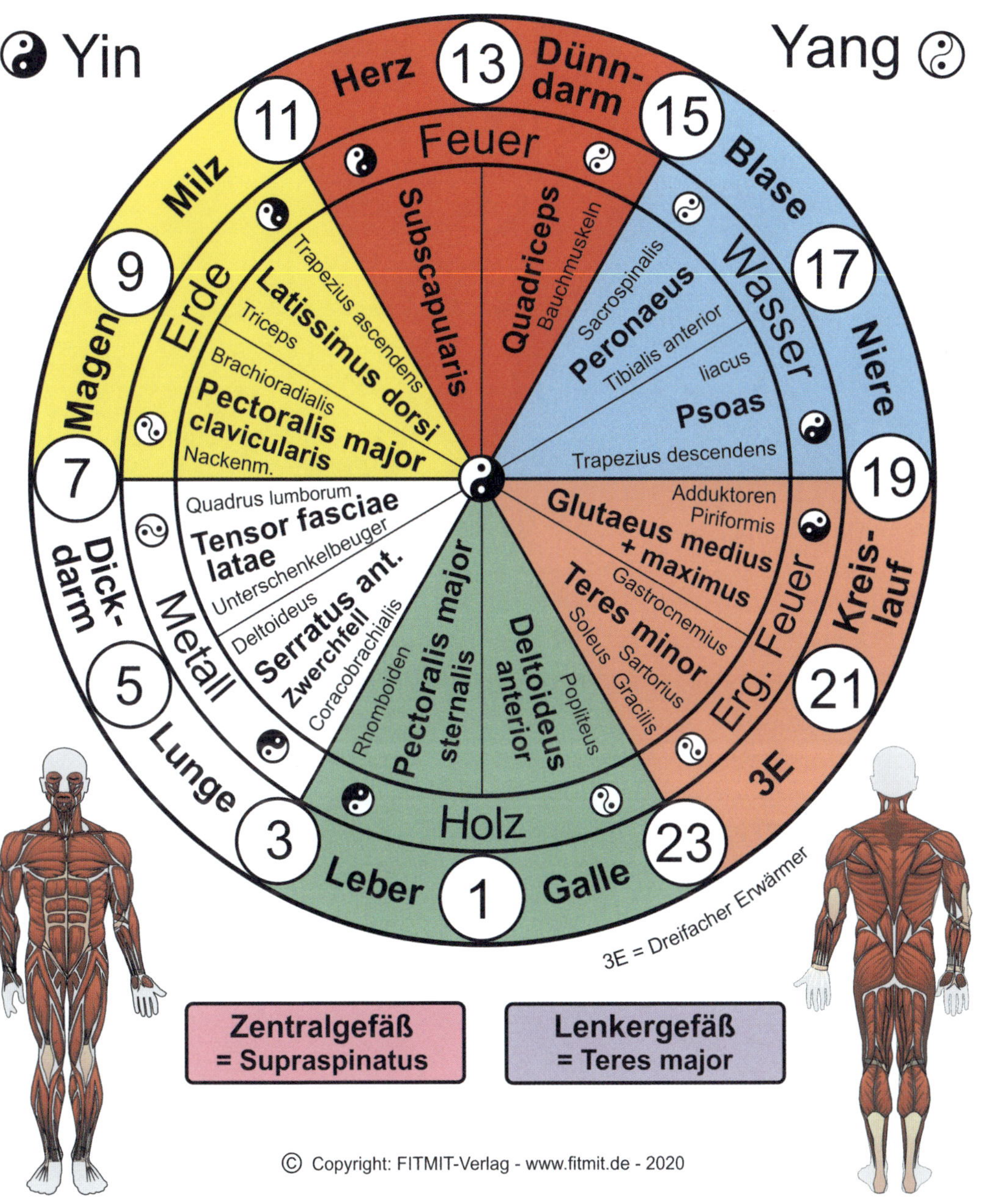

Zentralgefäß
= Supraspinatus

Lenkergefäß
= Teres major

Muskeln sind auch eine Art von Reflexzonen, sie verbinden zwei unterschiedliche Körperteile miteinander. Muskeln speichern allerdings auch Energie und Emotionen. Das beste Beispiel, sind sie wütend, dann hauen sie auf den Tisch und die Muskeln erzeugen kinetische Energie und Emotionen werden ausgedrückt „frei". Sind sie gut gelaunt, haben sie viel Kraft und eine gesunde Haltung, haben sie einen „schlechten" Tag, so zeigt dies auch sofort ihre Muskulatur durch „Schwäche".

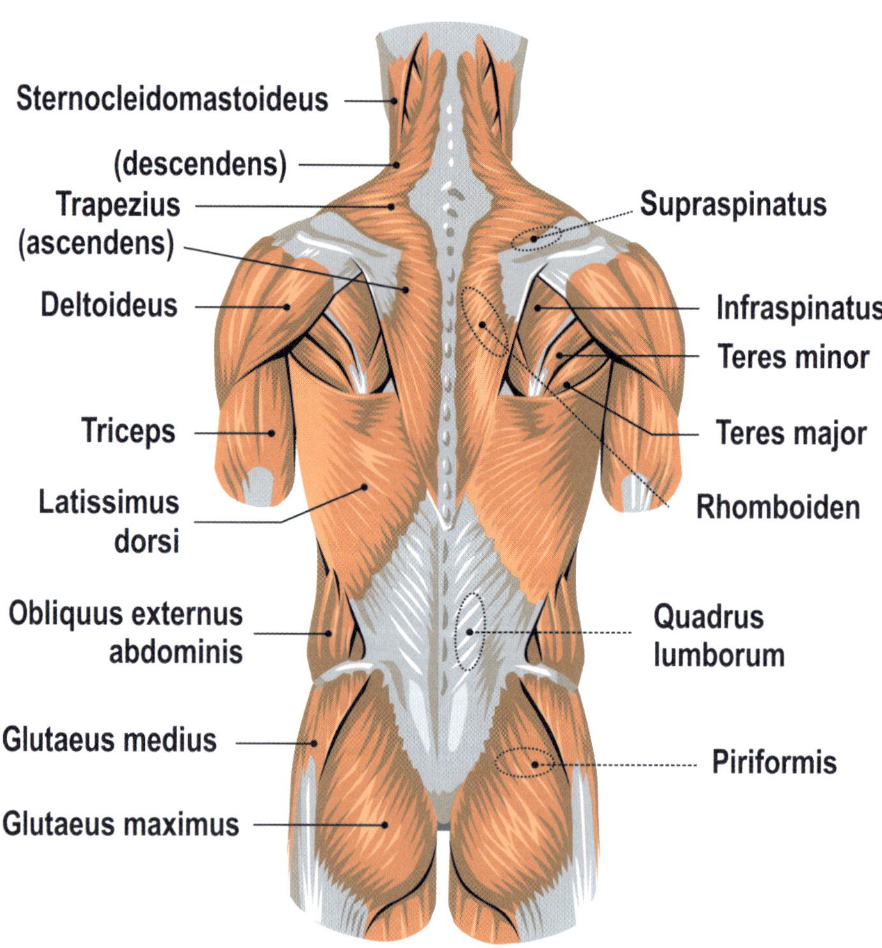

Meridiane

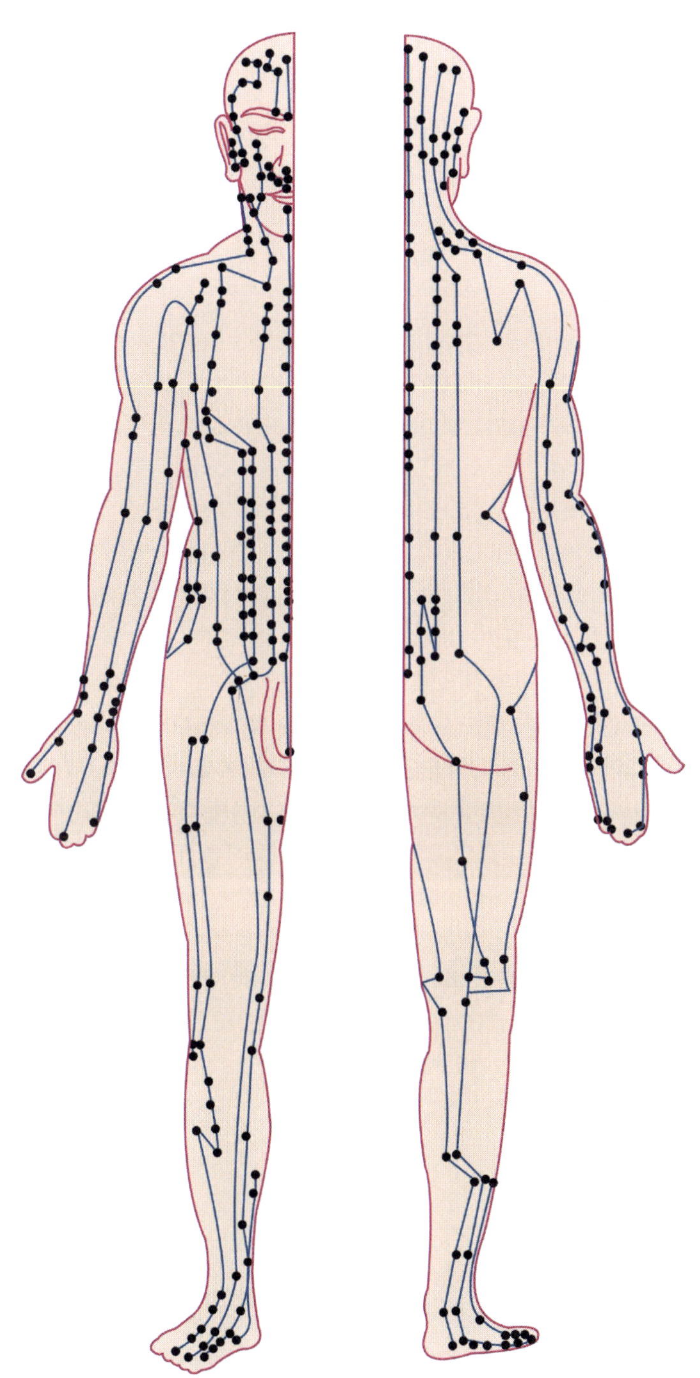

Körpermeridiane

Die fernöstliche Lehre der Naturkräfte, Meridiane und Akupunktur galt viele Jahrhunderte im Westen als ein Mysterium. Durch die moderne Wissenschaft weiß man heute, dass es Energiemeridiane im Körper gibt und diese ähnlich, wie das Blutkreislaufsystem im Körper zirkulieren und die Funktion der Organe steuern.

Körpermeridiane = Energiebahnen durchziehen ebenfalls den ganzen Körper und sind bei einer Reflexzonenbehandlung automatisch mit dabei.

So kann es passieren, dass Sie am Anfang auch einmal einen auffälligen Akupunkturpunkt mit einer Reflexzone verwechseln. Allerdings brauchen Sie keine Angst zu haben irgendetwas falsch zu machen. Wenn Sie die Hinweise in meinem Buch beachten, dann behandeln Sie immer richtig. Mit den hier vorgestellten Heiltechniken können Sie nichts falsch machen. Ob Reflexzone oder Meridian. Wenn Sie auf Ausgleich und Harmonie der Zonen achten machen Sie alles richtig.

Nehmen Sie sich Zeit und forschen Sie selbst weiter. Die Reflexzonentherapie ist noch in ihren Anfängen! Es gibt viel zu lernen herauszufinden! Vielleicht sind gerade Sie es, der noch etwas Neues entdeckt. Ich bin ganz sicher, dass Ihnen so etwas gelingt!

Viel Erfolg und Freude nun mit Ihrem neuen Wissen!

Meridianendpunkte

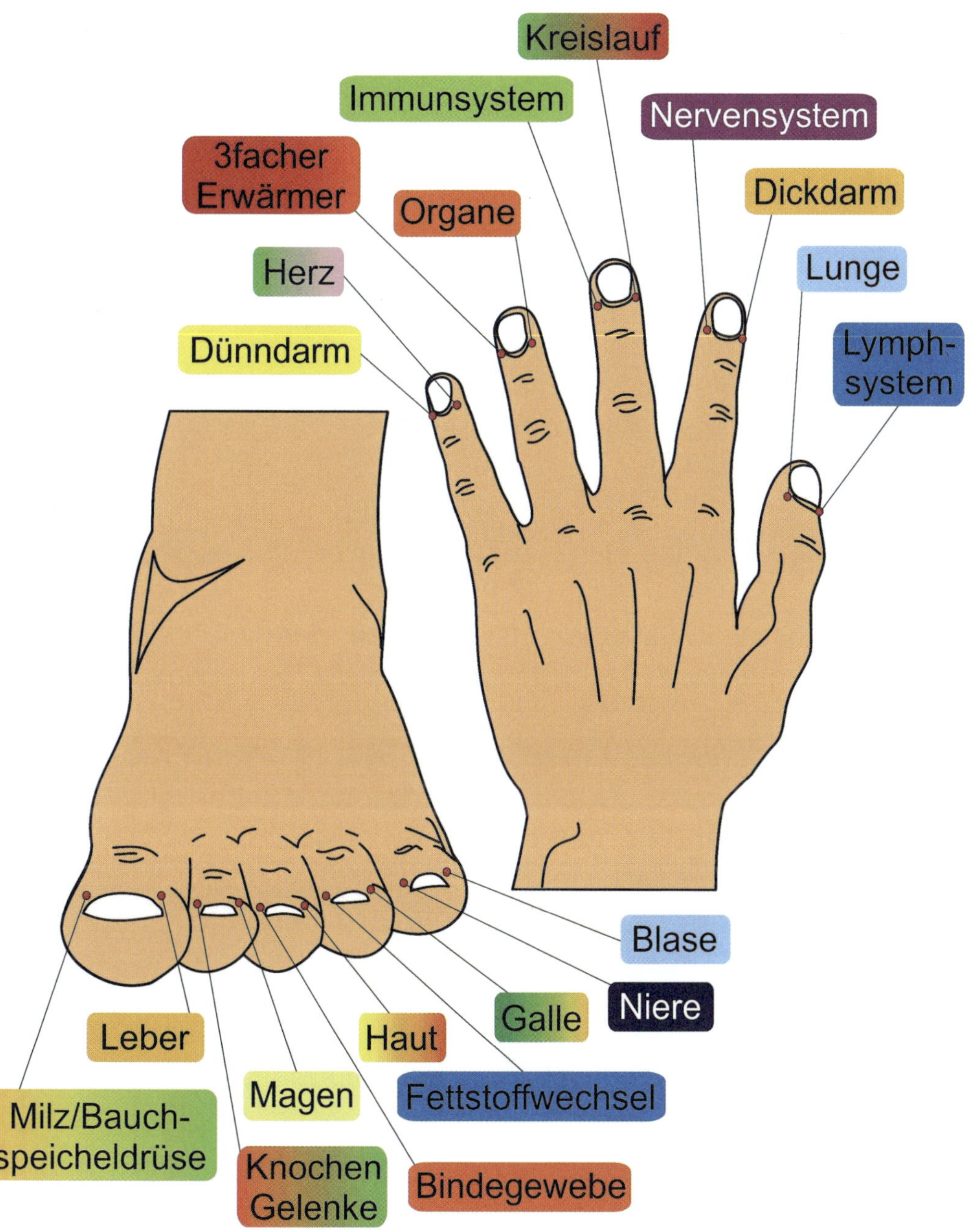

Die Meridianendpunkte werden meistens unbewusst bei der Reflexzonentherapie mit massiert. Sie sitzen 2-3mm seitlich unter dem Nagelbett. Man spürt im Knochen eine winzig kleine Einkerbung. Einige Erweiterungen in dieser Zeichnung sind nach der Lehre des Geistheilers Horst Krohne.

Es ist gut, wenn man auch hier eine Schmerzfreiheit und Harmonie schafft.

Dies erreicht man durch festeres Massieren seitlich an den Fingerspitzen. Man kann auch zum Schluss nach der Reflexzonenbehandlung die Fingerspitzen noch etwas extra massieren und dann abziehen, also die Fingerspitze seitlich leicht umfassen, kurz langziehen und dabei loslassen. Dadurch werden Energiestaus herausgezogen und das Meridiansystem in den Fluss gebracht.

Man sollte sich aber nicht vorstellen, dass man schlechte Energie oder Blockaden herauszieht. So etwas ist ein altmodisches und ungesundes Denken. Es gibt keine negative Energie, nur schnellere (höher Schwingende) und langsamere (niedrig Schwingende) Energien. In dem man den Energiekreislauf in Schwung bringt, fließt alles schneller und der Energielevel des Menschen erhöhte sich von selbst. Niedrig schwingende Bereicht werden mit „mehr“ Energie gefüllt und lösen sich somit auf.

Die Praxis der Disziplin, das Ausführen von Handlungen, ohne Ergebnisse zu wünschen, beinhaltet die Entwicklung von Wahrheit, Rechtschaffenheit, Frieden und Liebe und ist der Anfang zum geistigen Heilen!

Meridianendpunkte Messung

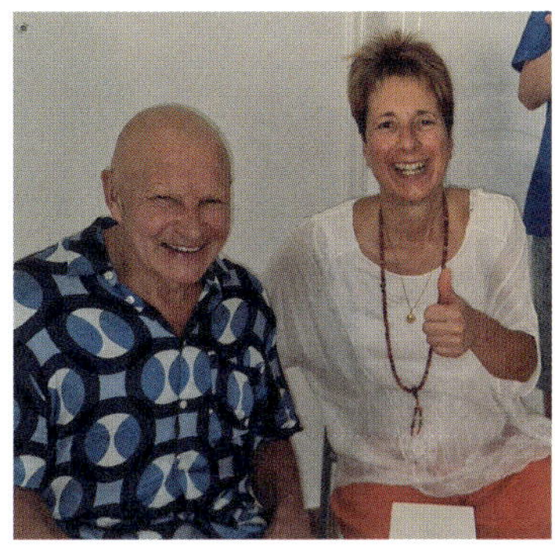

1992, als ich in Straßburg in der Universitätsklinik einen Teil meine Physiotherpieausbildung absolvierte, wurden gerade die ersten Meridiane erforscht. Bis dahin wurde dieses Wissen von der westlichen Welt fälschlich belächelt. Heute gibt es wissenschaftliche Meßgeräte dafür. Meridianendpunkte kann man mit dem „Bio-Well" von **Dr. Konstantin Korotkov** aus St. Petersburg wunderbar messen. Ihn habe ich 2023 auf einer Wissenschaftswoche in Griechenland kennen gelernt, wo ich mit Anne Hübner und einigen unserer Schüler, an Experimenten teilgenommen habe. Er untersuchte uns und unsere Patienten vor- und nach der Geistheilungsanwendung. Die Ergebnisse waren sensationell und haben wieder einmal das Geistige Heilen bewiesen und eindeutig aufgezeigt, dass dies die Zukunft der Medizin ist. Mit seinem Messgerät werden die Meridianendpunkte erfasst und der energetische Gesundheitszustand der Organe ermittelt.

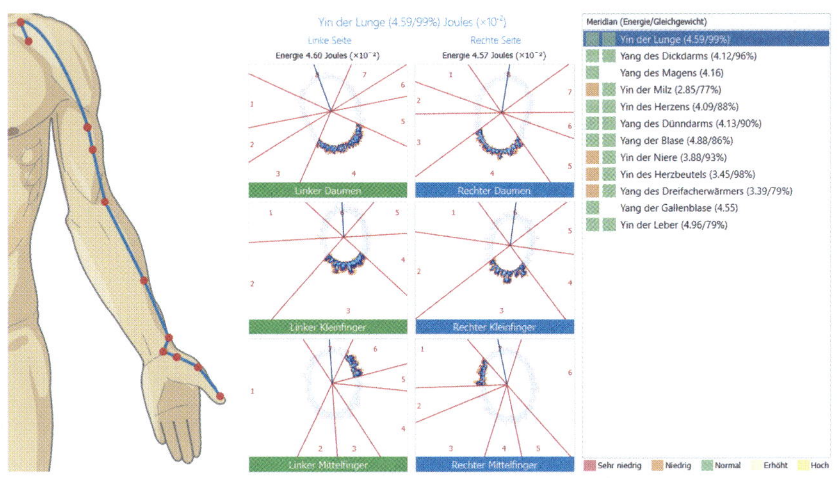

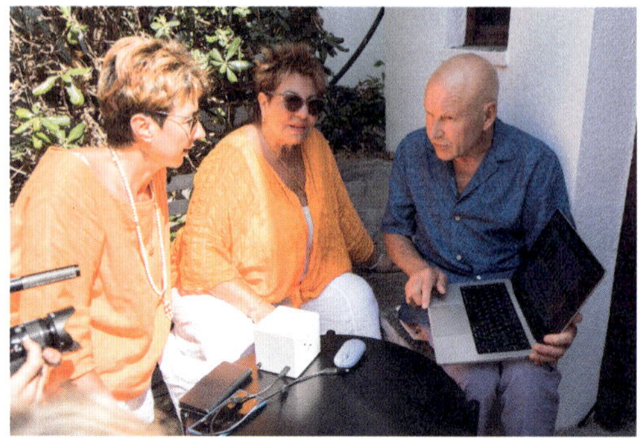

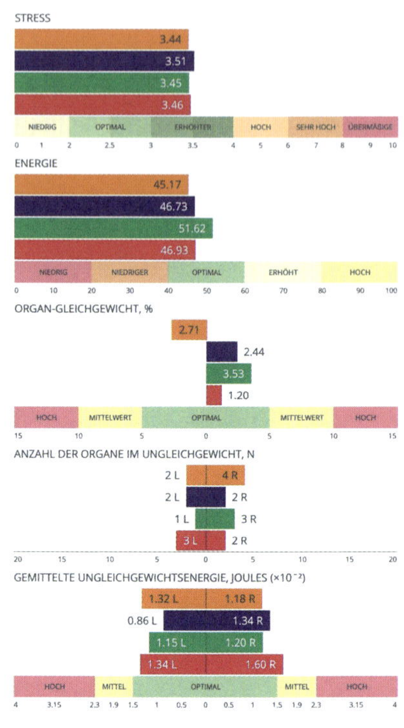

In meiner Schiatsuausbildung 1996 lernte ich noch Finger, Puls und Zungendiagnose, sowie die Meridiane zu fühlen. Dieses praktischen Fähigkeiten zu erlangen sind wichtig in einer Ausbildung. Allerdings ist es eine großartige Erleichterung als Therapeut, wenn man die Meridianenergie bildlich darstellen und am Computer auswerten kann. Mit seinem Gerät kann man auch den Energiezustand der Chakren und Wirbelsäule messen. Hier zeigen die Chakren eines Patienten nach meiner Geistheilungsbehandlung deutliche Verbesserung und viel mehr Energie. (Bild links vorher, rechts nachher).

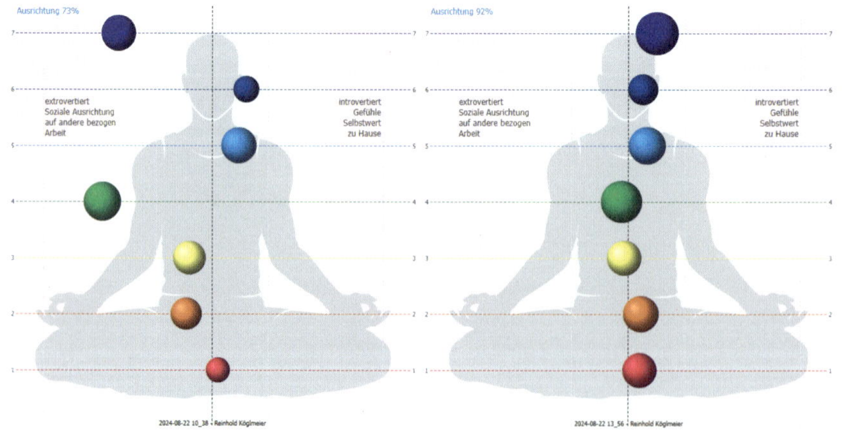

Wirbelsäulenzonen

mit dem Bio-Well von Dr. Konstantin Korotkov

Vor der Geistheilung sehr niedrige Energie in den unteren Wirbeln, der Patient hatte auch Rückenschmerzen:

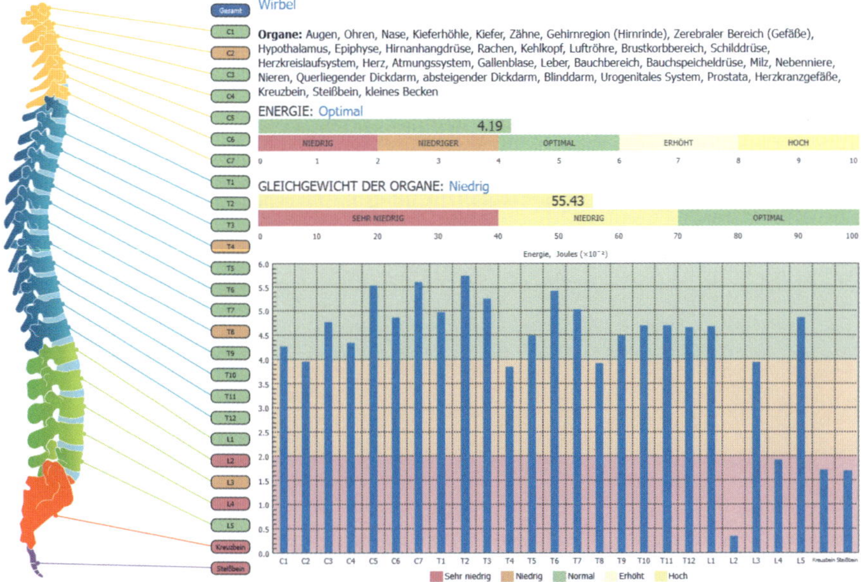

Nach der Behandlung gesunde, hohe Energie im ganzen Rücken und der Patient war schmerzfrei:

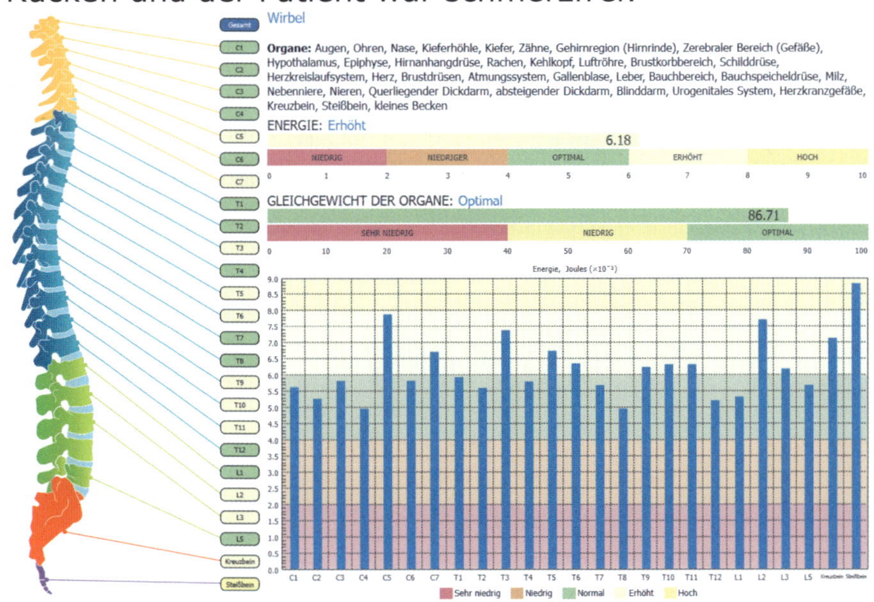

Gesichtszonen

Die **TCM** (traditionelle chinesische Medizin) hat sich bei der Heilung von Gesundheitsstörungen seit Jahrtausenden bewährt. Sie wird heute an Universitäten gelehrt und auch im Westen von Schulmedizinern und Heilpraktikern erfolgreich angewendet. Die Meridiane und deren Reflex- und Akupunkturpunkte sind noch nicht vollständig erforscht, deswegen gibt es noch widersprüchliche Angaben in der Literatur. Diese Lehrkarte basiert auf Überlieferungen und in meinen Ausbildungen erlerntes Wissen und meinen Erfahrungen in der Praxis. Forschen Sie einfach mit und erweitern Sie ihr Wissen.

Die Reflexzonen im Gesicht eignen sich sehr gut, um das Befinden einer Person zu ergründen. Sie alle kennen die dunklen Augenränder am Morgen nach einer anstrengenden Nachtschicht oder zu langen Party. Das sind die Nieren, die sich melden und überlastet sind, meist aber zu wenig Wasser bekommen haben. Ebenso kennen Sie bestimmt die tiefen Furchen neben dem Mund. Der Mund sieht eingefallen aus. Das zeigt eine Dickdarmstörung. Gerötete Wangen zeigen Erregung, aber auch Kreislaufstörungen. Falten zwischen den Augen weisen auf Überlastung der Leber hin. Sieht jemand schmal aus im Gesicht, hat er Hungerwangen oder Dünndarmstörungen.

Behandelt werden die Meridiane und Reflexpunkte mit Akupunktur und Shiatsu Techniken, Farben- und Frequenzgeräten oder mit der Kraft des Geistes durch Energieübertragung von einer Person.

Gesichtsreflexzonen

mit Meridianen und Akupunkturpunkten

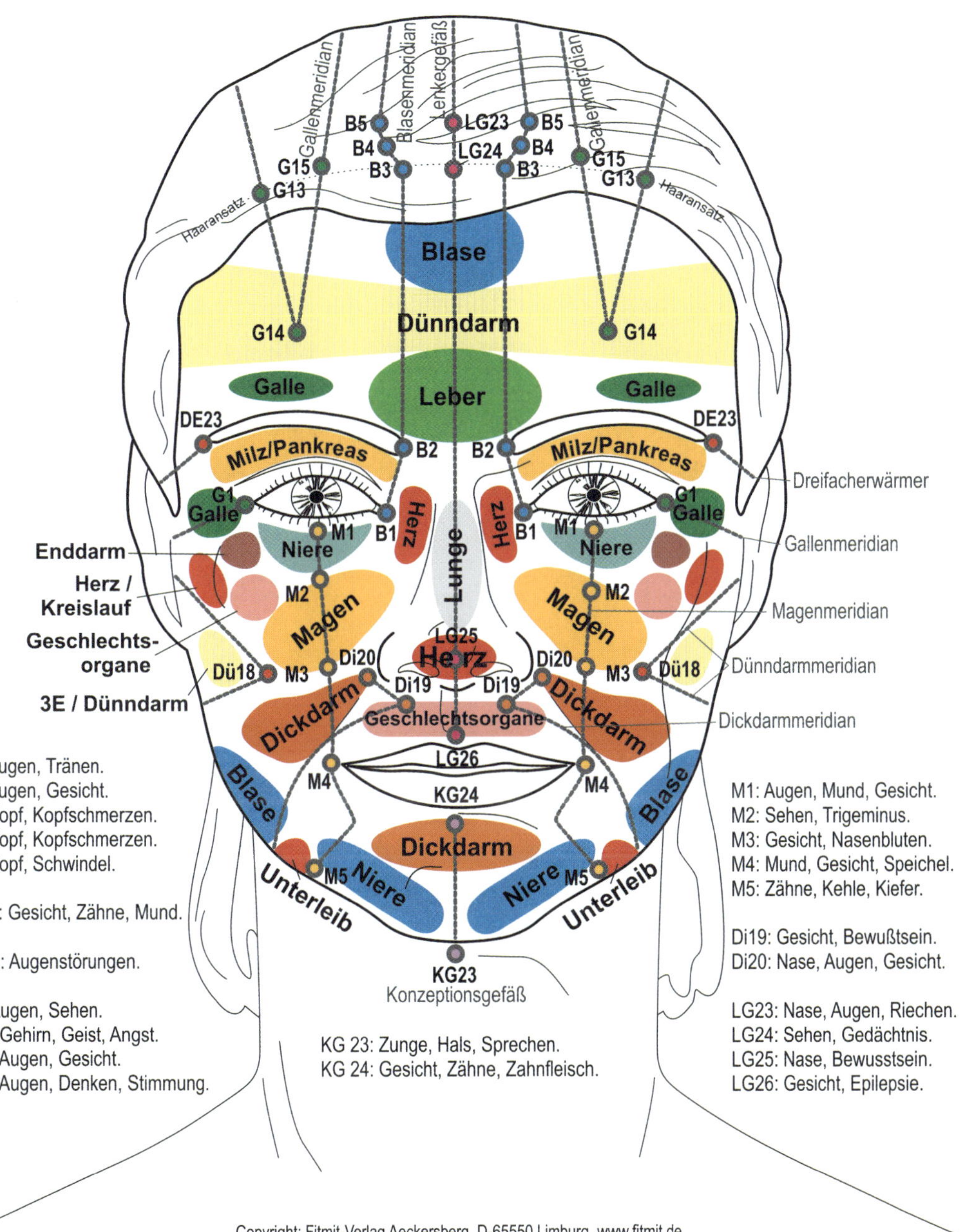

B1: Augen, Tränen.
B2: Augen, Gesicht.
B3: Kopf, Kopfschmerzen.
B4: Kopf, Kopfschmerzen.
B5: Kopf, Schwindel.

Dü18: Gesicht, Zähne, Mund.

DE23: Augenstörungen.

G1: Augen, Sehen.
G13: Gehirn, Geist, Angst.
G14: Augen, Gesicht.
G15: Augen, Denken, Stimmung.

KG 23: Zunge, Hals, Sprechen.
KG 24: Gesicht, Zähne, Zahnfleisch.

M1: Augen, Mund, Gesicht.
M2: Sehen, Trigeminus.
M3: Gesicht, Nasenbluten.
M4: Mund, Gesicht, Speichel.
M5: Zähne, Kehle, Kiefer.

Di19: Gesicht, Bewußtsein.
Di20: Nase, Augen, Gesicht.

LG23: Nase, Augen, Riechen.
LG24: Sehen, Gedächtnis.
LG25: Nase, Bewusstsein.
LG26: Gesicht, Epilepsie.

Gesichtszonen aufladen

Um die Meridiane mit Energie aufzuladen, kann man sich die entsprechende Meridianfrequenz als Farbschwingung vorstellen oder einen entsprechenden Edelstein auflegen. Das kennen Sie schon vom vorherigen Kapitel.

Jeder Meridian hat seine eigene Farbfrequenz. Ist der Meridian gesund, hat er auch seine entsprechende gesunde und kräftige Farbschwingung. Hat der Meridian Blockaden und wenig Energie, dann sinkt die Frequenz und seine Farbe verändert sich. Gesunde Farben sind immer kräftige und natürliche Farben des Regenbogens. Dunkle, graue und gräuliche Mischfarben sind ein Zeichen von Schwäche und Störungen.

Um die Meridiane aufzuladen, berühren Sie den entsprechenden Reflexpunkt mit Ihren Fingerspitzen und stellen sich seine gesunde Heilfarbe vor, wie sie oben in der Tabelle beschrieben ist. Visualisieren Sie, wie die gesunde Farbe aus Ihren Fingerspitzen in den betroffenen Meridian hineinfließt und der Meridian mit gesunder Energie aufgeladen und kräftiger wird.

Können Sie sich diese Farbe nicht vorstellen, dann ist das ein Zeichen von Energieblockaden und die Meridianstörung ist schon zu weit fortgeschritten, dann können Sie einen Edelstein, der die entsprechenden Farbfrequenz sendet, zu Hilfe nehmen. Legen Sie ihn dann auf die Zone auf. Nun visualisieren Sie die Farbe unter Ihren Fingerspitzen am Endpunkt und stellen Sie sich vor, wie Sie den Meridian über den Stein aufladen und er immer kräftiger und ausgeglichener wird. Halten Sie die Position 1-2 Minuten, bis Sie die Farbe deutlich vor Ihrem inneren Auge sehen können.

Anschließend nehmen Sie sich den nächsten Meridian vor, so lange bis Sie alle Reflexzonen oder Meridianpunkte durchgearbeitet haben. Mit der Übung kommt auch die Sensibilität. Sie sollten die Übung einige Tage hintereinander wiederholen, bis Sie spüren, dass der Meridian die gesunde Farbschwingung halten kann oder sich der Gesundheitszustand verbessert hat. Diese Übungen können Sie bei sich und anderen durchführen.

Meditation

Durch Meditation sind spirituelle Aspiranten in der Lage, die Hüllen der Unwissenheit Schicht für Schicht abzulegen. Sie entziehen ihren Sinneswahrnehmungen den Kontakt mit weltlichen objektiven Erfahrungen. Der Prozess, der auf diese heilige Vollendung abzielt, verdient es, Meditation genannt zu werden.

Für diesen Prozess muss man mit guten Gewohnheiten, Disziplin und hohen Idealen ausgestattet sein. Man muss voller Entsagung gegenüber weltlichen Dingen und ihren Reizen sein. Was auch immer die Situation sein mag, man sollte sich mit Begeisterung und Freude verhalten. Was auch immer getan wird, darf nicht dem Lebensunterhalt dienen, sondern muss der Erlangung von Glückseligkeit gewidmet sein!

Sri Sathya Sai, Dhyana Vahini, Kapitel 2

Element:	木 *Holz*	火 *Feuer*	土 *Erde*	金 *Metall*	水 *Wasser*
Yin Meridian:	**Leber**	**Herz / Kreislauf**	**Milz / Pankreas**	**Lunge**	**Niere**
Yang Meridian:	**Galle**	**Dünndarm / 3E**	**Magen**	**Dickdarm**	**Blase**
Farbe nach TCM:	Grün, Blaugrün	Rot	Gelb, Orange	Silber, Grau, Weiß	Blau, Schwarz
Chakrenfarben:	Gelb	Grün, Gelb	Gelb, Orange	Grün, Orange	Gelb, Orange, Rot
Funktion:	Verteilung, Speicherung	Aufnahme, Umwandlung	Verdauung, Säfte	Austausch	Reinigung
Gefühl:	Ärger, Wut	Freude, Mut	Mitgefühl, Sorge	Trauer, Kummer	Angst, Furcht
Tugend:	Güte	Sittlichkeit	Vertrauen	Redlichkeit	Weisheit
Eigenschaft:	Kontrolle	Inspiration	Intelligenz	Vitalität	Wille
Sinnesorgan:	Augen	Zunge	Mund	Nase	Ohren
Wahrnehmung:	sehen	sprechen	schmecken	riechen	hören
Kraftausdruck in:	Nägeln	Gesicht, Teint	Bindegewebe, Lippen	Körperhaare	Kopfhaare, Zähne

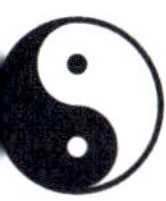

Organschwäche durch Emotionen

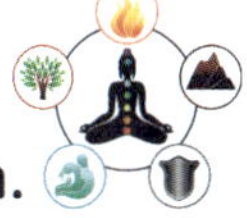

Unsere Gedanken und deren negative Auswirkung auf unsere Gesundheit. Wie schnell kann ich mich selbst heilen.

	Emotionen die schwächen	Organ	Element		Gefühle die stärken
	**Streß** Gehirn Nerven Drüsen	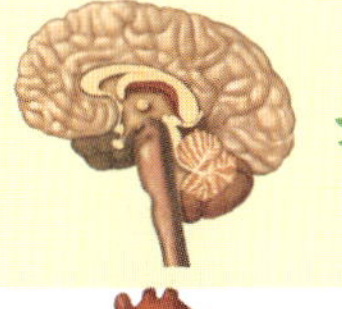		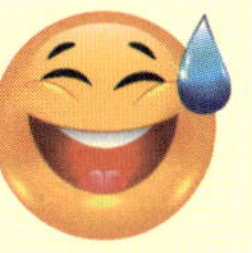	**Lachen** entkrampft Muskeln und Nervensystem
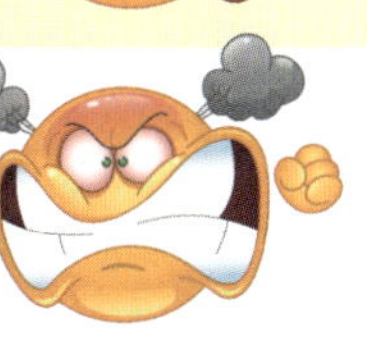	**Aufregung** **Wut** Herz und Kreislauf	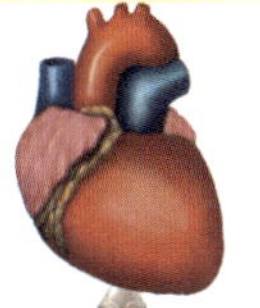		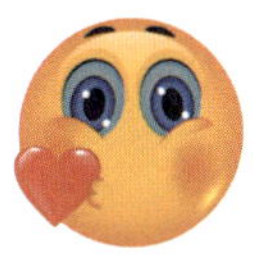	**Liebe** befreit, macht fröhlich, man ist tiefenentspannt
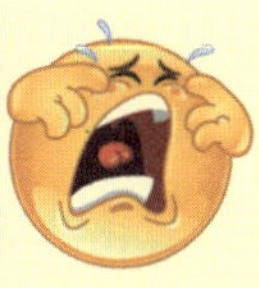	**Traurigkeit** Lunge Bronchien Atemsystem	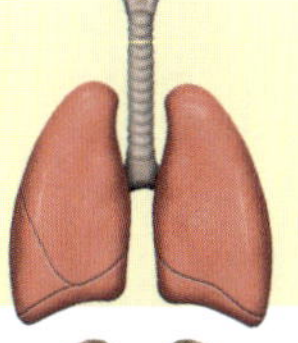	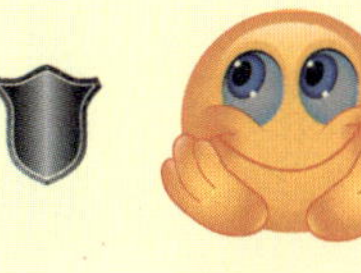		**Hoffnung** und Zuversicht bringen inneren Frieden
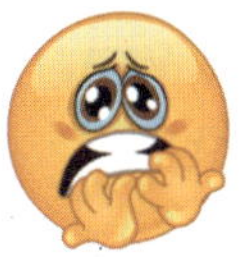	**Angst** Nebennieren Nieren Blase	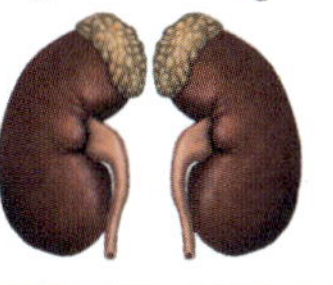	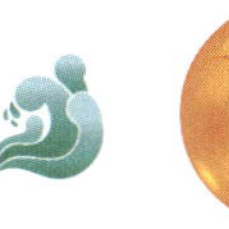	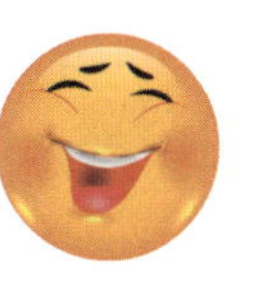	**Freude** befreit und löst alle Ängste auf
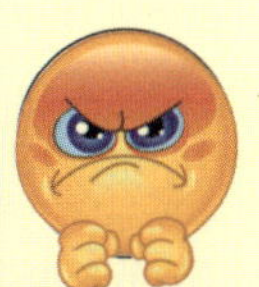	**Ärger** Leber Galle Augen	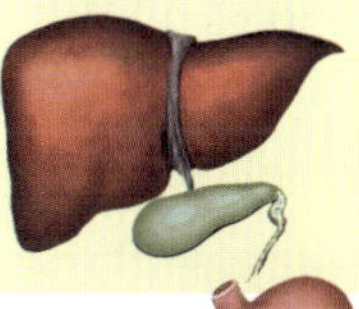	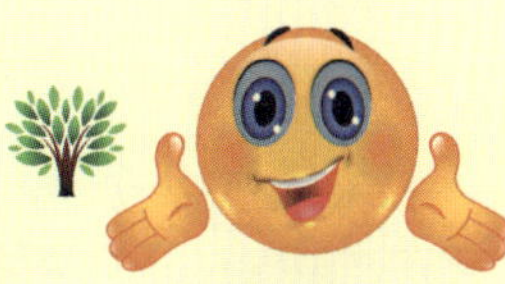		**Vergebung** stoppt die Eigen- vergiftung
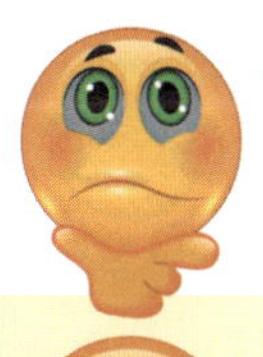	**Sorgen** Magen Speiseröhre Herzbeutel	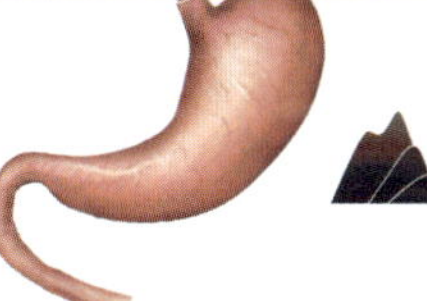			**Optimismus** und absolutes Gottvertrauen schafft Freiheit
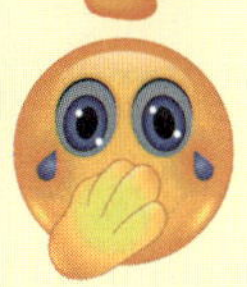	**Verzweiflung** Bauch- speicheldrüse Schilddrüse	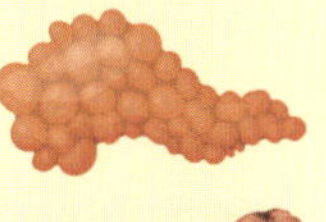	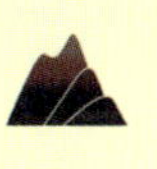		**Selbstliebe** Gib Dir für immer die Süße des Lebens
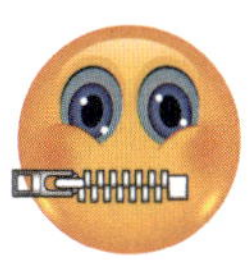	**Frust** **Kummer** Dünndarm und Dickdarm	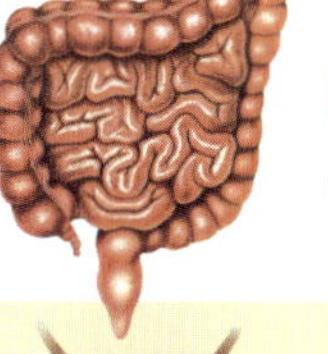			**Fleiß und Hingabe** bringt die Lösung für das anvisierte Ziel!
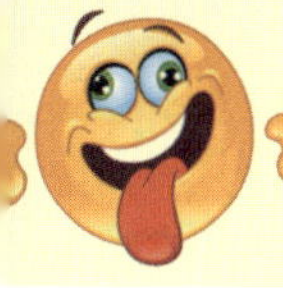	**Panikattacken** Blase Nieren Herz	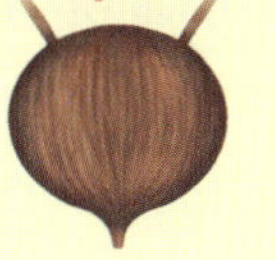	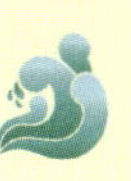	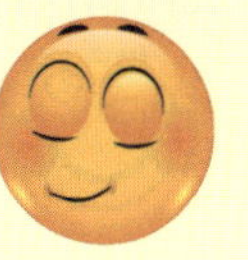	**Ruhe und Geduld** mit innerer Gelassenheit retten Dich

Emotions-Reflexzonen

Unsere Vitalität ist extrem abhängig von unseren Emotionen und der entsprechenden Geisteshaltung, die diese Emotionen auslöst. Gefühle sind Energien und gehören zur Gruppe der Lebensenergie. Diese Lebensenergie des Menschen wird auch im Chinesischen als Chi, im japanischen als Ki oder im indischen Prana genannt. Im Deutschen passt der Begriff Vitalität.

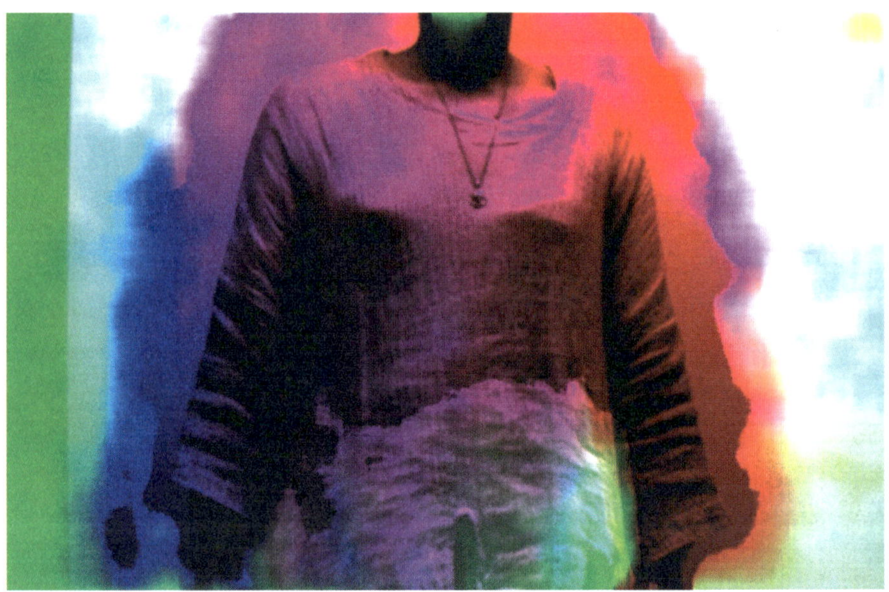

Die 2. Auraschicht zeigt die Emotionen

Im Allgemeinen werden Emotionen mehr als negativ und Gefühle als positiv schwingend eingeteilt.

In der Traditionellen chinesischen Medizin - TCM, in der Psychosomatik und der Geistheilung werden Emotionen als gleichermaßen pathogen (krankmachend) wie andere krankmachende Faktoren gesehen. Diese 3 Heilmethoden zeigen die Auswirkungen unserer Gefühle und Emotionen auf unsere gesamte Vitalität.

Im Gegensatz zu den äußeren pathogenen Faktoren wie in der TCM Wind, Nässe, Kälte, Hitze, Trockenheit oder Sommerhitze, in der klassischen Medizin zum Beispiel Viren und Bakterien, in der Geistheilung z. B. krankmachende Strahlen und Energiefelder, entstehen Emotionen direkt innerhalb unseres Körpers bzw. Chakrensystems. Gegen diese inneren pathogenen Faktoren kann sich unser Körper nicht von Außen schützen.

Hier können nur wir selbst aktive Maßnahmen von Innen setzen, um den schädlichen Einfluss von niedrig schwingenden Emotionen auf unsere Gesundheit entgegenzuwirken.

Dies kann man mit positiven Gefühlen, positivem Denken und Änderungen der Glaubenssätze erreichen. Jede Emotion verändert die Körperschwingung zum Nachteil.

Als Beispiel, die Grundenergie der Erde ist nach Winfried Otto Schumann 7,83 Hertz, dies ist die gesunde Schwingung unseres Gehirns, gesunde Gefühle liegen in der Nähe dieser Frequenz oder bauen darauf auf. Das menschliche Bewusstsein besteht übrigens aus mehreren Energiekörpern, die alle ihre eigene Schwingung haben.

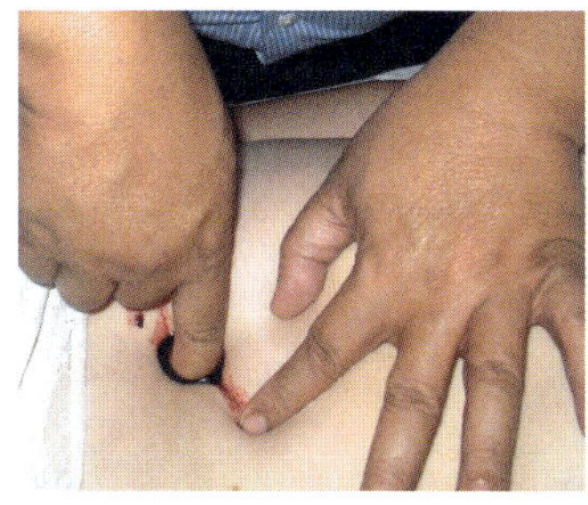

Die philippinischen Heiler haben sich genau darauf spezialisiert. Sie erfühlen diese Emotionsschlacken in der Aura und ziehen diese heraus.

Folgende Aussagen aus dem Volksmund haben Sie bestimmt schon gehört:

- **Was ist dir denn über die Leber gelaufen?**
- **Was liegt dir denn im Magen?**
- **Das schlägt mir auf den Magen.**
- **Mir schäumt die Galle über.**
- **Ich kann Gift und Galle spucken.**
- **Da dreht sich mir der Magen um.**
- **Da bleibt mir vor Schreck das Herz stehen.**
- **Das Problem kann ich nicht verdauen.**
- **Das Problem sitzt mit in den Eingeweiden.**
- **Du gehst mir auf die Nerven.**
- **Da stockt mir der Atem.**
- **Da gehe ich auf 180.**

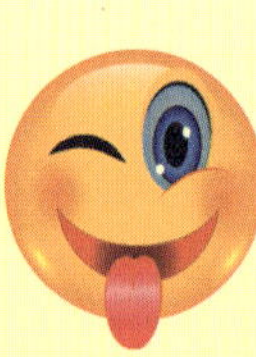

Sagt man zu oft, das kotzt mich an, braucht man sich nicht zu wundern wenn es irgendwann eintrifft. Auf jeden Fall geht es auf den Magen und Dünndarm.

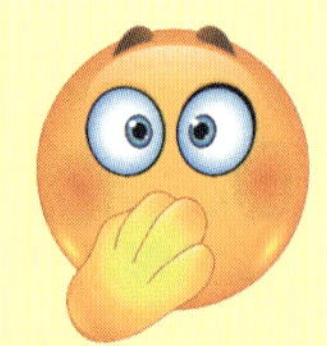

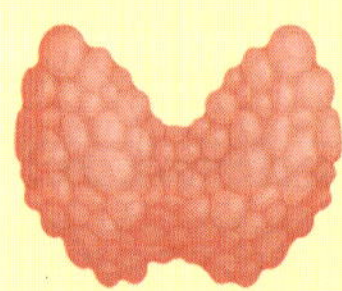

Wird einem der Mund verboten, wird man unterdrückt, dann staut sich die Energie im Halschakra und die Schilddrüse wird unterversorgt und mit der Zeit krank.

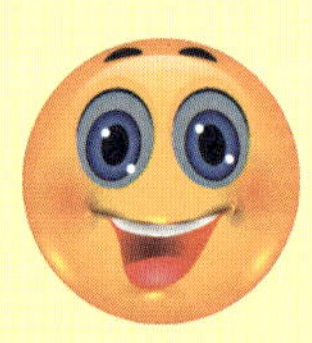

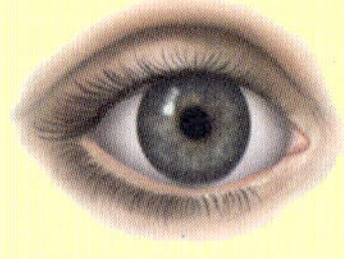

Chronischer Ärger schwächt das Holzelement mit der Leber, die wiederum die Augen mit „Chi" versorgen.

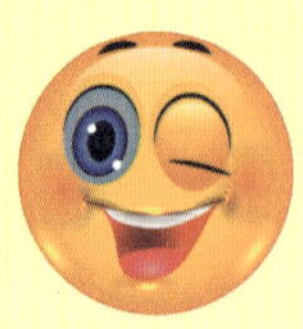

Machen Sie einfach zum Beweis einen kinesiologischen Armdrück - Test:

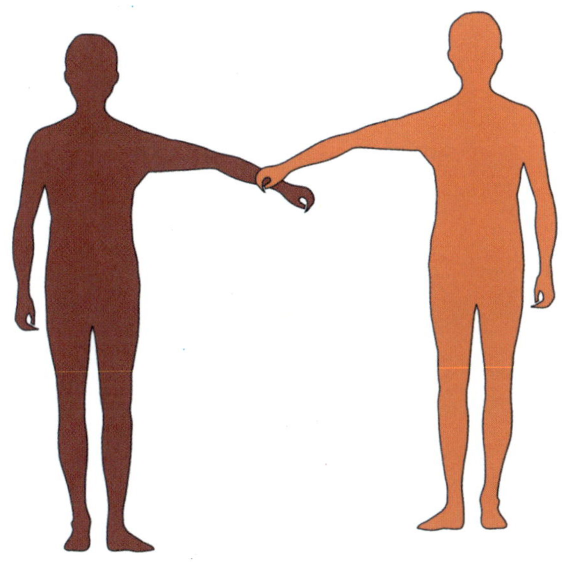

Suchen Sie sich eine Person, die einen Arm seitlich ausstreckt und drücken Sie den Arm dann nach unten. Merken Sie sich den Widerstand.

Nun bitten Sie die Person an ein trauriges und schlimmes Ereignis aus ihrem Leben zu denken und sich an die entsprechenden Emotionen dazu zu erinnern. Wenn die Person so weit ist, dann drücken Sie denselben Arm, mit selber Kraft wieder nach unten. Sie werden merken, dass der Arm wie Pudding geworden ist und sich leicht nach unten drücken lässt. Nun bitten Sie die Person an ein erfolgreiches und schönes Ereignis aus ihrem Leben zu denken und entsprechende Gefühle zu erzeugen. Wiederholen Sie den Test in gleicher Weise. Sie werden überrascht sein, der Arm ist nun viel stärker als beim ersten Mal. Die Person hat viel mehr Kraft und Energie! Liebe, Freude und gesunde Gedanken sind **immer ein universelles Heilmittel!**

Heilige Füße

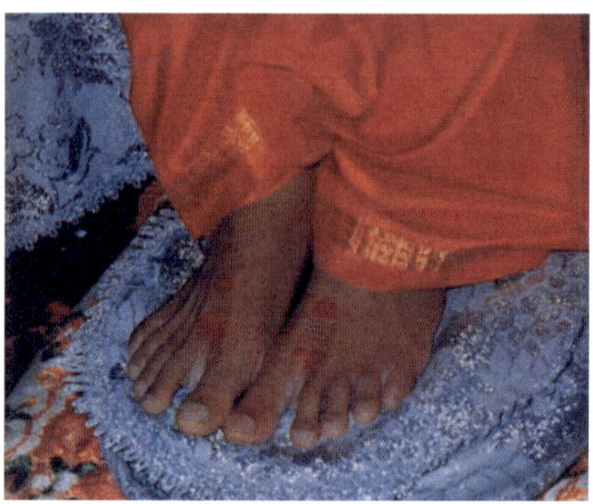

Unsere Füße erfahren meist ein „Schattendasein". Wer von uns bedankt sich schon am Abend bei seinen Füßen, die ihn wieder so geduldig durch diesen Tag getragen haben, durch Glück und Schmerz, die unseren Körper aufrecht gehalten haben, die uns mit der Erde verbinden. Meist bemerken wir unsere Füße erst, wenn sie durch Überlastung zu schmerzen beginnen.

Anders verhält es sich schon mit den Füßen der Menschen, die wir lieben. Wir setzen uns zu ihren Füßen und zeigen damit unsere Verehrung, lauschen, was sie uns zu sagen haben. Wir fallen jemandem zu Füßen, um seine Verzeihung zu erlangen. Offenbar scheint es nichts Symbolträchtigeres zu geben, unsere Verehrung und Demut auszudrücken, als über die Füße.

Das Waschen der Füße ist höchste Bescheidenheit und Hingabe. Gast und Gastgeber begegnen sich auf Augenhöhe. Abraham sah eines Tages drei Männer sich seinem Zelt nähern und er erkannte sie als Engel Gottes. Er bat sie zu einer Rast und einer Fußwaschung unter einem Baum. Jesus selbst hat seinen Jüngern die

Füße gewaschen. Durch sein Beispiel wollte Jesus ihnen zeigen, dass auch sie zum Dienen bereit sein müssen.

Als die Jünger Jesus fragten, warum er das tue, antwortete Jesus: „Ich wasche eure Füße als euer Diener, damit ihr lernt der Welt zu dienen."

Es ist auch kein Wunder, dass die Verehrung der Füße Gottes in allen Kulturen als heilige Handlung angesehen wird. Wollen wir also Gott kennen lernen, so müssen wir bei Seinen Füßen beginnen. Verehren wir die Füße eines Meisters, dann haben wir Seine Göttlichkeit erkannt.

Sathya Sai Baba sagt:

In den Veden (älteste, heilige Schriften Indiens) wird die Bedeutung eines jeden Körperteils erklärt:

In den Füßen ist so viel Kraft, dass ihr es nicht erfassen könnt. Sie bilden nicht nur die Basis für den physischen Körper, sondern sind auch in spiritueller und ethischer Hinsicht von Bedeutung. Die Füße stehen für Dharma. Dharma ist ein zentraler Begriff aller indischen Religionen. Dharma ist das Gesetz von Recht und Sitte, Ethik und Moral, zusammengefasst die Rechtschaffenheit.

Ganesha ist der Fußaspekt Gottes. Ganesha (Elefantengott) kommt direkt nach dem höchsten Gott. Er ist der Beseitiger als auch der Setzer von Hindernissen, wenn sich jemand ihm gegenüber respektlos verhält.

Empfehlung

Alles ist mit allem verbunden und hat aufeinander Einfluss. Wenn Sie jemanden behandeln, betrachten Sie immer den **ganzen** Menschen, nicht nur die Füße oder die Hände. Zwar finden Sie am Fuß oder an der Hand schon alle Hinweise, die Sie benötigen, weil das Kleinste das große Ganze komplett widerspiegelt, aber es ist oft eine große Hilfe, wenn Sie das Betrachtete auch an anderer Stelle bestätigt bekommen.

Bei jeder Berührung oder Aufmerksamkeit auf ein Körperteil oder eine bestimmte Person werden unzählige Informationen, Stimmungen oder Gefühle empfangen und gegenseitig übertragen. Der ungeübte Therapeut kann seine eigenen Wünsche, Vorstellungen und sogar seinen Gesundheitszustand auf die andere Person übertragen. Genauso kann er Dinge aufnehmen. Wie bereits erwähnt, ist es auf Dauer unumgänglich für einen Therapeuten, sich mit der Geistheilung und den Gesetzen der Energiekommunikation zu beschäftigen.

Zur Behandlung und zum Erlernen des Geistigen Heilens kann ich Ihnen das Zentrum für Geistiges Heilen von Anne Hübner empfehlen. Dort kann man mich übrigens auch antreffen und meine Vorträge und Workshops besuchen.

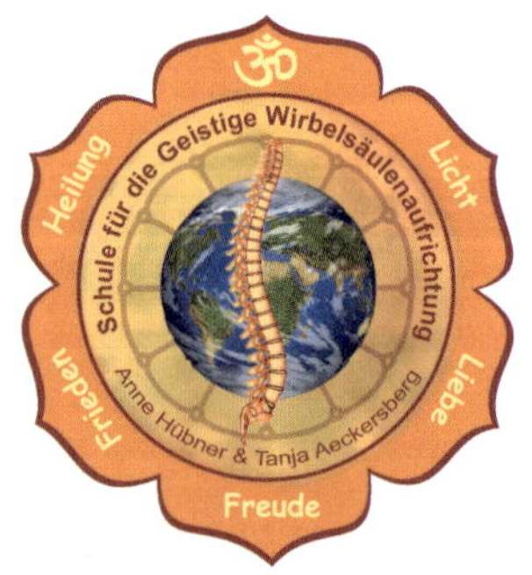

Internet: www.heilerschule.org
Telegram: t.me/WSAufrichtung
YouTube: HealingschoolAnne& Tanja
Kanal: GeistheilerTV

Weiteres von der Autorin

Der 8. Sinn - Schlüssel zur Selbstheilung

Erfahre Deinen 6. und 7. Sinn in aktiver Form und erlebe den 8. Sinn in Aktion!

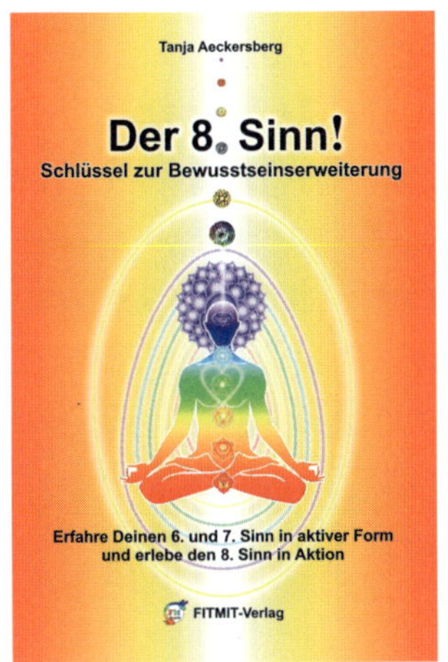

Der Mensch ist mehr als sein physischer Körper, er dehnt sich als Bewusstsein bis in die Unendlichkeit hinaus aus. Über die Vielzahl seiner Energiekörper kommuniziert er ständig mit seinem höheren Selbst und dem göttlichen Funken in ihm. Es ist erforscht, dass sich bei spirituell erweiterten Menschen Ausnahmefähigkeiten wie Telepathie, Hellsehen, Hellhören oder Heilkräfte entwickeln.

Die meisten Menschen beschränken sich auf einen Bruchteil ihres wirklichen Potenzials. Die erfahrene Heilerin und spirituelle Lehrerin Tanja Aeckersberg gibt Dir in diesem Buch tatsächlich die Schlüssel für all diese Fähigkeiten in die Hand. Mit Hilfe ihrer zahlreichen geistigen Übungen, lernst Du reine Energien anzuziehen und Deine eigene kosmische Schwingung anzuheben. Du wirst Deine übersinnlichen Kräfte erwecken und starke Lichtkräfte in Dir manifestieren.

Mit diesem "Neuen" Wissen erlaubst Du Dir, Gesundheit und Glückseligkeit zu erlangen! Dein Ziel ist ganz nah!

ISBN: 9783940832818

Fit mit Gedankendiät

Die richtige Diät fängt im Kopf an!

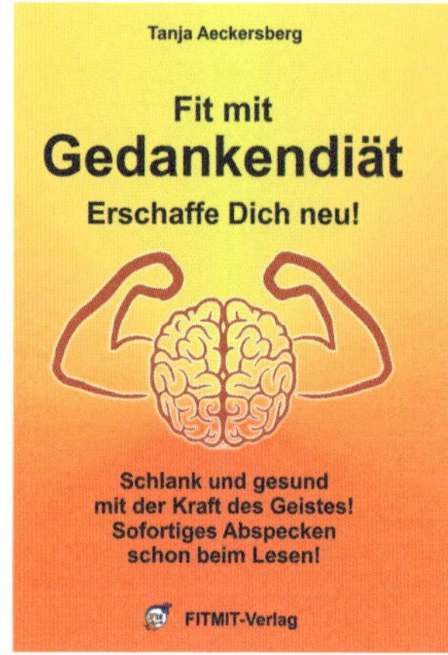

In ihrem prämierten Buch beleuchtet die Heilpraktikerin und anerkannte Heilerin Tanja Aeckersberg das Thema Diät von einer Seite, die den Leser völlig überraschen wird. Es sind vor allem die eigenen Gedanken, die dringend einer Diät bedürfen! Nur so kann eine langfristig wirksame Gewichtsreduktion erfolgreich sein. Das Buch „Gedankendiät" erhielt 2002 die Auszeichnung: **„Produkt des Jahres".**

ISBN: 978-3-00-021907-8

Spirituelle Rückenschule

Eine neue und einzigartige Wirbelsäulengymnastik

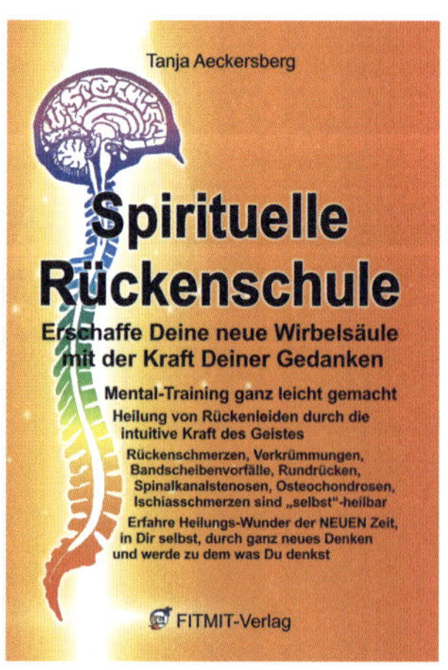

In diesem einzigartigen Buch geht es um eine ganzheitliche Wirbelsäulentherapie, die eine Heilung von Rückenleiden und Beschwerden aller Art ermöglicht. Die spirituelle Rückenschule ist eine geistige Wirbelsäulengymnastik, die eine erweiterte Sichtweise der bioenergetischen Zusammenhänge zwischen Wirbelsäule und Körper eröffnet und die Gesundheit fördert. Mit zahlreichen geistigen und körperlichen Übungen zur Selbstheilung.

ISBN Band 1: 978-3-00-016834-5, Band 2: 978-3-940832-05-4

Wirbelsäulenaufrichtung

Wirbelsäulenverkrümmungen, Bandscheibenvorfälle, Beckenschiefstände und Skoliosen sind heilbar!

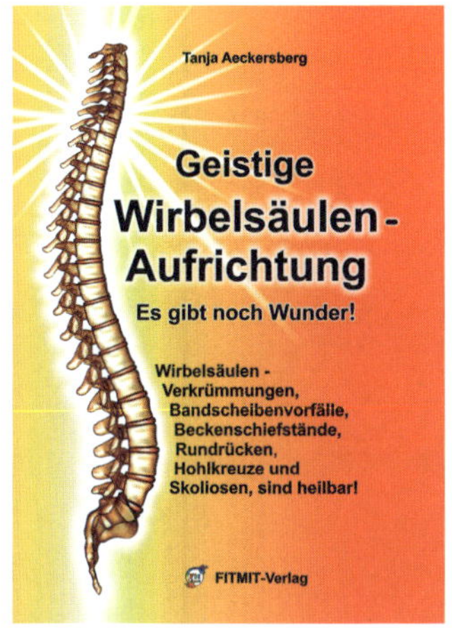

Unsere Wirbelsäule ist weit mehr als ein Knochengerüst, das von Sehnen und Bändern gehalten wird. Als Informationsträger speichert sie die Lebensmatrix mit unseren karmischen, schicksalhaften und pränatalen Vorgaben. Sie ist ein hochsensibles geistiges Instrument, das nur heilbar ist, wenn man sich allumfassend wirkender Geisteskräfte bedient.

Die Hilfe ist da! ISBN: 978-3-940832-10-8

Corona – als Schreckgespenst oder Retter in der Not?

Das große Erwachen der Menschheit!
Über das Leid zur Erkenntnis.
Von der Erkenntnis zur Freiheit.
Von der Freiheit zur Liebe.
Von der Liebe zu Gott!

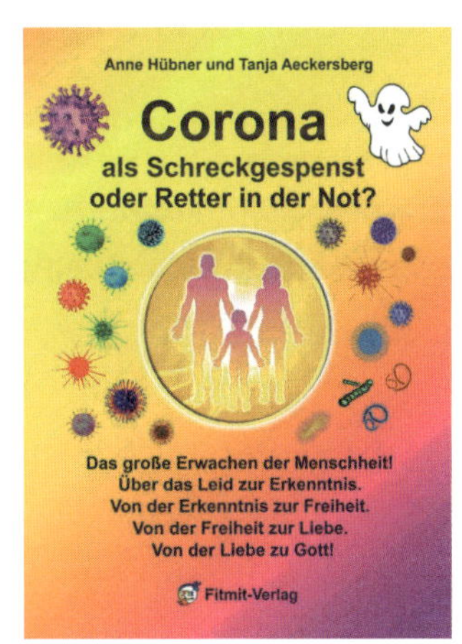

Angst macht krank!
Angst ist der größte Virus!

Wir, die Geistheilerinnen Anne und Tanja, informieren Euch und was Ihr tun könnt, damit Ihr wieder frei von „Angst vor Krankheit", Kummer, Sorge, Leid und Pein, ein gesundes und glückliches Leben führen könnt!

ISBN: 9783940832672

Erdkraft - Lichtkarte

- Die neue Energiemedizin

Erdkraft-Ladestation

- zur Selbstheilung und Meditation mit der Energie des planetarischen Geistes!

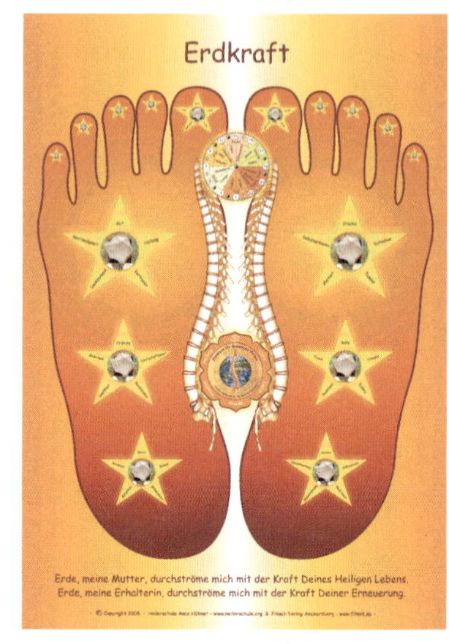

Diese Erdkraft-Heilkarte ist durch die Impulsgabe höherer Intelligenzen, die sich Anne Hübner offenbarten, zum Wohle der ganzen Menschheit entstanden.

Die über 1000 heilbringenden Informationen, die Du durch die Anwendung dieser Heilkarte aufnimmst, dienen der karmischen Überwindung Deiner Dir unbewussten Erinnerungsmuster an frühere Leben, die Dir den Zutritt in das Reich des Ur-Wissens versperrten.

Nun ist die Zeit gekommen, wo Du das „Neue" Schwingungsmuster Deines Planeten Erde in Hingabe und Liebe erfahren darfst. Lasse Dich vom unbändigen Kraftstrom der Mutter Erde - der die Liebe ist - für immer nähren! Du bist jetzt geerdet!

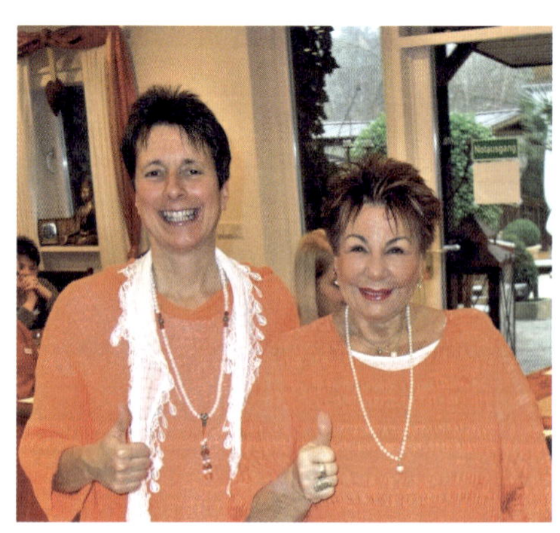

Programmiert und energetisiert von Anne Hübner und Tanja Aeckersberg.

Reflexzonen-Spiele

- Wissen und Spiel verbinden
- Spielend lernen

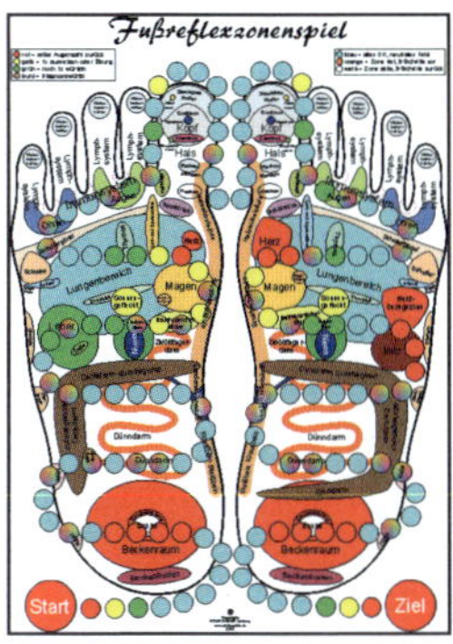

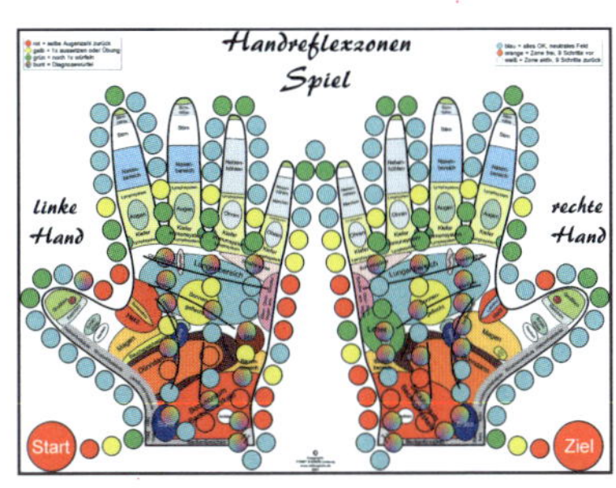

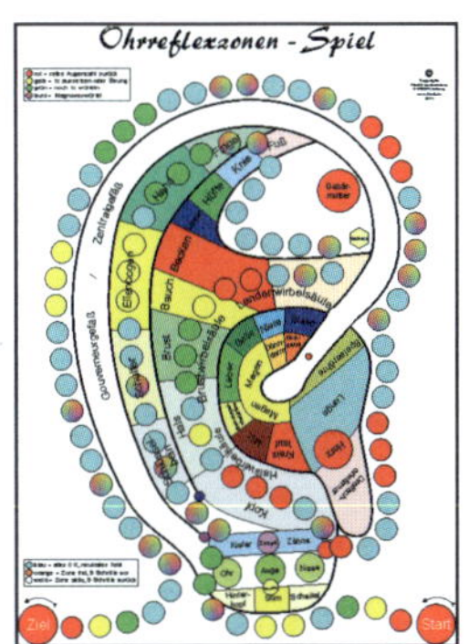

Ziehen Sie mit Ihren Spielsteinen über eine hochwertige und detaillierte Reflexzonenvorlage von Fuß, Hand oder Ohr und lernen Sie die Reflexzonen dabei kennen. Spielen Sie sich durch die verschiedenen Zonenbereiche und erleben Sie Ihren Körper und seine Funktionen auf eine neuartige Weise.

Die Reflexzonen-Spiele sind ideale Lernspiele für Berufsanfänger, aber auch für den Laien und für Kinder hervorragende Gesellschaftsspiele. Ein Diagnosewürfel sorgt für einen spannenden Spielablauf. Kleine Übungen zur Durchblutungsanregung sind im Spielgeschehen eingebunden und bringen zusätzlich Abwechslung und Spielspaß.

Für die Reflexzonenspiele erhielt der FITMIT-Verlag 2001 den Titel:

Produkt des Jahres!

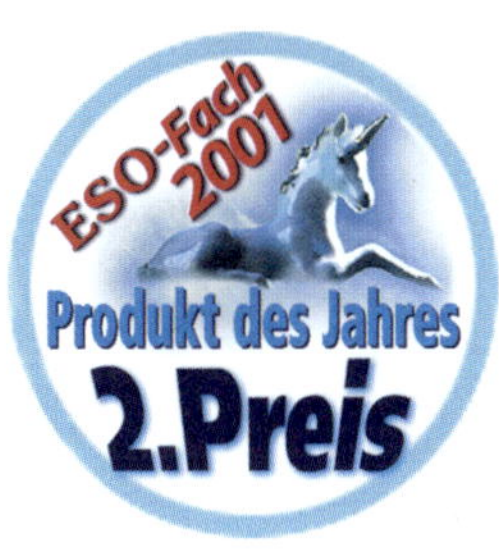

Reflexzonen-Lehrtafeln

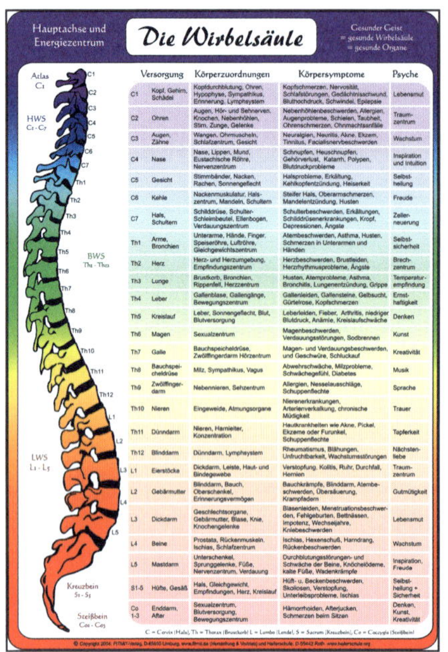

	Versorgung	Körperzuordnungen	Körpersymptome	Psyche
C1	Kopf, Gehirn, Schädel	Kopfdurchblutung, Ohren, Hypophyse, Sympathikus, Erinnerung, Lymphsystem	Kopfschmerzen, Nervosität, Schlafstörungen, Gedächtnisschwund, Bluthochdruck, Schwindel, Epilepsie	Lebensmut
C2	Ohren	Augen, Hör- und Sehnerven, Knochen, Nebenhöhlen, Stirn, Zunge, Gelenke	Nebenhöhlenbeschwerden, Allergien, Augenprobleme, Schielen, Taubheit, Ohrenschmerzen, Ohnmachtsanfälle	Traum-zentrum
C3	Augen, Zähne	Wangen, Ohrmuscheln, Schlafzentrum, Gesicht	Neuralgien, Neuritis, Akne, Ekzem, Tinnitus, Facialisnervbeschwerden	Wachstum
C4	Nase	Nase, Lippen, Mund, Eustachische Röhre, Nervenzentrum	Schnupfen, Heuschnupfen, Gehörverlust, Katarrh, Polypen, Blutdruckprobleme	Inspiration und Intuition
C5	Gesicht	Stimmbänder, Nacken, Rachen, Sonnengeflecht	Halsprobleme, Erkältung, Kehlkopfentzündung, Heiserkeit	Selbst-heilung
C6	Kehle	Nackenmuskulatur, Hals-zentrum, Mandeln, Schultern	Steifer Hals, Oberarmschmerzen, Mandelentzündung, Husten	Freude
C7	Hals, Schultern	Schilddrüse, Schulter-Schleimbeutel, Ellenbogen, Verdauungszentrum	Schulterbeschwerden, Erkältungen, Schilddrüsenerkrankungen, Kropf, Depressionen, Ängste	Zeller-neuerung
Th1	Arme, Bronchien	Unterarme, Hände, Finger, Speiseröhre, Luftröhre, Gleichgewichtszentrum	Atembeschwerden, Asthma, Husten, Schmerzen in Unterarmen und Händen	Selbst-sicherheit
Th2	Herz	Herz- und Herzumgebung, Empfindungszentrum	Herzbeschwerden, Brustleiden, Herzrhythmusprobleme, Ängste	Brech-zentrum
Th3	Lunge	Brustkorb, Bronchien, Rippenfell, Herzzentrum	Husten, Atemprobleme, Asthma, Bronchitis, Lungenentzündung, Grippe	Temperatur-empfindung
Th4	Leber	Gallenblase, Gallengänge, Bewegungszentrum	Gallenleiden, Gallensteine, Gelbsucht, Gürtelrose, Kopfschmerzen	Ernst-haftigkeit
Th5	Kreislauf	Leber, Sonnengeflecht, Blut, Blutversorgung	Leberleiden, Fieber, Arthritis, niedriger Blutdruck, Anämie, Kreislaufschwäche	Denken
Th6	Magen	Sexualzentrum	Magenbeschwerden, Verdauungsstörungen, Sodbrennen	Kunst
Th7	Galle	Bauchspeicheldrüse, Zwölffingerdarm Hörzentrum	Magen- und Verdauungsbeschwerden, und Geschwüre, Schluckauf	Kreativität
Th8	Bauchspei-cheldrüse	Milz, Sympathikus, Vagus	Abwehrschwäche, Milzprobleme, Schwächegefühl, Diabetes	Musik
Th9	Zwölffinger-darm	Nebennieren, Sehzentrum	Allergien, Nesselausschläge, Schuppenflechte	Sprache
Th10	Nieren	Eingeweide, Atmungsorgane	Nierenerkrankungen, Arterienverkalkung, chronische Müdigkeit	Trauer
Th11	Dünndarm	Nieren, Harnleiter, Konzentration	Hautkrankheiten wie Akne, Pickel, Ekzeme oder Furunkel, Schuppenflechte	Tapferkeit
Th12	Blinddarm	Dünndarm, Lymphsystem	Rheumatismus, Blähungen, Unfruchtbarkeit, Wachstumsstörungen	Nächsten-liebe
L1	Eierstöcke	Dickdarm, Leiste, Haut- und Bindegewebe	Verstopfung, Kolitis, Ruhr, Durchfall, Hernien	Traum-zentrum
L2	Gebärmutter	Blinddarm, Bauch, Oberschenkel, Erinnerungsvermögen	Bauchkrämpfe, Blinddarm, Atembe-schwerden, Übersäuerung, Krampfadern	Gutmütigkeit
L3	Dickdarm	Geschlechtsorgane, Gebärmutter, Blase, Knie, Knochengelenke	Blasenleiden, Menstruationsbeschwer-den, Fehlgeburten, Bettnässen, Impotenz, Wechseljahre, Kniebeschwerden	Lebensmut
L4	Beine	Prostata, Rückenmuskeln, Ischias, Schlafzentrum	Ischias, Hexenschuß, Harndrang, Rückenbeschwerden	Wachstum
L5	Mastdarm	Unterschenkel, Sprunggelenke, Füße, Nervenzentrum, Verdauung	Durchblutungsstörungen- und Schwäche der Beine, Knöchelödeme, kalte Füße, Wadenkrämpfe	Inspiration, Freude
S1-5	Hüfte, Gesäß	Hals, Gleichgewicht, Empfindungen, Herz, Kreislauf	Hüft- u. Beckenbeschwerden, Skoliosen, Verstopfung, Unterleibsprobleme, Ischias	Selbst-heilung + Sicherheit
Co 1-3	Enddarm, After	Sexualzentrum, Blutversorgung, Bewegungszentrum	Hämorrhoiden, Afterjucken, Schmerzen beim Sitzen	Denken, Kunst, Kreativität

C = Cervix (Hals), Th = Thorax (Brustkorb) L = Lumbo (Lende), S = Sacrum (Kreuzbein), Co = Coccygis (Steißbein)

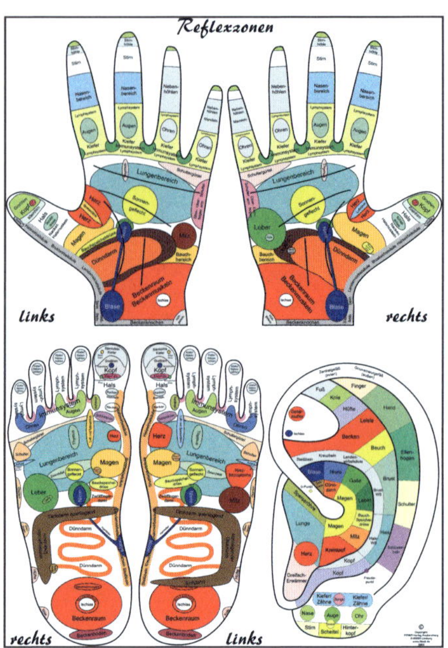

Lehrtafeln von Reflexzonen der Füße, Hände, Ohren und Iris, Bezugszonen der Chakras, Zähne, Wirbelsäule und Organuhr sind beim FITMIT-Verlag erhältlich. Sowie Darmzonen, Zungenzonen, Myotome, Dermatome, 5 Elemente Tabellen, Aminosäuren, Kolloidkarten, und vieles mehr. Die Übersichtskarten sind laminiert, in hochwertiger Qualität als Farb-Fotodrucke in Postergröße in allen Variationen, in Deutsch und in Englisch, erhältlich. Die auf den Tafeln dargestellten Zonen sind nach Überlieferungen der Chinesen, der Maya, Messungen und Erfahrungen der Radiästhesie und Bioenergetik angefertigt. Sie stimmen mit der allgemein anerkannten Lehrmeinung der Naturheilkunde überein.

Internet: www.fitmit.de